O poder da
compensação

Patrick Ferreira

O poder da compensação
DA CONTAMINAÇÃO À DESCONTAMINAÇÃO

COMO TER UMA VIDA MAIS SAUDÁVEL!

Copyright © 2025 Pandorga
All rights reserved. Todos os direitos reservados.
Editora Pandorga 1ª Edição | 2025

Diretora Editorial
Silvia Vasconcelos

Coordenação Editorial
Equipe Pandorga

Capa
Lumiar Design

Projeto gráfico e Diagramação
Vanúcia Santos

Preparação
Henrique Malfará Souza

Revisão
Ricardo Marques

Texto de acordo com as normas do Novo Acordo Ortográfico da Língua Portuguesa
(Decreto Legislativo nº 54, de 1995)

Dados Internacionais de Catalogação na Publicação (CIP) de acordo com ISBD

F383p   Ferreira, Patrick

         O poder da compensação: da contaminação a descontaminação / Patrick Ferreira. - Cotia : Pandorga, 2025.

         128 p. ; 16cm x 23cm.

         ISBN: 978-65-5579-283-6

         1. Medicina. 2. Saúde. 2. Emagrecer. I. Título.

                                           CDD 613
                                           CDU 613

2024-4623

Elaborado por Vagner Rodolfo da Silva - CRB-8/9410

Índice para catálogo sistemático:
1. Medicina : Saúde 613
2. Medicina : Saúde 613

2025
Impresso No Brasil
Printed In Brazil

Direitos cedidos para esta edição à
Editora Pandorga
Rodovia Raposo Tavares, Km 22
Granja Viana – Cotia – SP
Tel. (11) 4612-6404
www.editorapandorga.com.br

Prefácio

Vivemos em uma era em que nossas escolhas diárias têm um impacto profundo em nossa saúde, felicidade e longevidade. É fascinante perceber que, muitas vezes, são os pequenos ajustes que trazem as maiores transformações. É exatamente isso que *O Poder da Compensação*, do meu querido amigo Dr. Patrick Ferreira, nos ensina: como essas pequenas escolhas, quando feitas com consciência, podem mudar o curso da nossa história pessoal.

O Dr. Patrick nos conduz por uma jornada incrível e transformadora, ancorada não apenas em seu vasto conhecimento científico, mas também em uma paixão evidente por cuidar das pessoas e transformar vidas. Com clareza e empatia, ele explora temas como o papel da dopamina, dos disruptores endócrinos, da nutrigenética e da saúde intestinal – tão essenciais para entendermos nosso corpo e mente como um todo. E, a cada página, ele nos mostra que o caminho para o equilíbrio não precisa ser radical ou doloroso: pode ser leve, acessível e profundamente significativo.

Ler este livro é como sentar-se para uma conversa honesta e inspiradora com um amigo que verdadeiramente se importa com você. As histórias reais de pacientes que deram a volta por cima tocam o coração e provam que todos nós somos capazes de reescrever nossas próprias narrativas. Mais do que um manual técnico, esta obra é um convite caloroso para refletir sobre nossas escolhas e abraçar a possibilidade de uma vida mais plena e consciente.

Ao concluir *O Poder da Compensação*, você não apenas adquirirá conhecimento; você se sentirá inspirado(a) e motivado(a) a dar passos, por menores que sejam, rumo a grandes conquistas. Este livro é uma faísca de transformação, uma jornada de autodescoberta e uma celebração do potencial humano. Prepare-se para ser tocado(a), desafiado(a) e transformado(a) por esta leitura única.

André Vinícius Florentino

Ginecologista, Professor e Mestre em Ciências da Saúde

Sobre o Autor

Dr. Patrick Ferreira Brito começou sua jornada profissional como fisioterapeuta, atuando de 2003 a 2014, antes de migrar para a medicina. Em 2015, formou-se em medicina e completou residência em clínica médica, iniciando sua carreira em medicina intensiva em 2016. Ele trabalhou intensivamente em UTIs, especialmente durante a pandemia de COVID-19, de 2020 a 2022, em São Paulo, um dos epicentros da crise sanitária no Brasil.

Durante esse período, Dr. Patrick percebeu a importância de intervir antes do agravamento da saúde dos pacientes e decidiu focar em medicina preventiva. Assim, especializou-se em áreas como Medicina Esportiva, Nutrologia, Obesidade, Reposição Hormonal e Longevidade Humana, buscando melhorar a qualidade de vida e evitar doenças crônicas em seus pacientes.

Sua trajetória, de 21 anos de imersão na área de

saúde e 16 anos desde o início na faculdade de medicina, além de suas especializações, reflete sua transição, deixando de atuar diretamente com pacientes em estado crítico, para ter uma abordagem preventiva, dividindo agora seu tempo entre atendimentos clínicos e consultorias focadas em longevidade e bem-estar. Após alguns anos de atendimento em seu consultório e com mais de 15 mil vidas impactadas e transformadas para melhor, ele escreveu este livro para impactar mais vidas e mostrar a uma população que geralmente não tem acesso à saúde de qualidade que, com pequenas e contínuas correções em nosso estilo de vida, é possível fazer grandes mudanças. O lema do Dr. Patrick Ferreira Brito sempre foi: "Não faça do seu alimento o seu veneno."

Apresentação

Transforme sua Saúde com **Pequenas Mudanças Diárias.**

Você sabia que pequenas correções no seu estilo de vida podem fazer uma diferença gigantesca na sua saúde e longevidade? No livro **"O Poder da Compensação"**, o Dr. Patrick Ferreira Brito revela como você pode equilibrar indulgências e excessos com atitudes simples que compensam e restauram sua saúde.

A partir de uma abordagem prática e embasada em ciência, o autor explora o poder do **sistema de recompensa** do cérebro, como ele nos prende em hábitos ruins e como podemos reprogramá-lo para buscar o prazer de forma saudável. Além disso, o livro oferece insights sobre o impacto dos **disruptores endócrinos**, a importância de entender seus **genes** e a função vital do **intestino** na absorção de nutrientes.

Com exemplos reais de pacientes que transformaram suas vidas, o Dr. Patrick apresenta um guia poderoso para conquistar uma saúde duradoura e equilibrada. Descubra como **atividades físicas regulares, sono de qualidade** e uma **alimentação consciente** podem fazê-lo viver mais e melhor.

Se você está cansado de dietas radicais e promessas vazias, este livro é para você. O **poder da compensação** está em suas mãos – e é mais simples do que você imagina.

CAPÍTULO 1

Como funciona o sistema de recompensa?

O sistema límbico/recompensa é uma parte do cérebro responsável por regular várias funções relacionadas às emoções, à memória, à motivação e ao comportamento. Esse sistema do corpo humano forma uma rede complexa de circuitos neurais envolvidos na motivação, no prazer e no aprendizado. Ele desempenha um papel crucial em nossa busca por recompensas naturais, como comida e sexo, bem como em relação a estímulos artificiais, como drogas.

O sistema límbico é composto por várias estruturas interconectadas que trabalham em conjunto para processar e responder a estímulos emocionais. As principais estruturas do sistema límbico incluem o hipocampo, a amígdala, o hipotálamo, o tálamo e o córtex cingulado.

Figura 1.

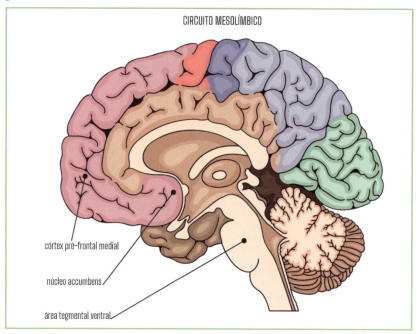

Fonte: https://www.pngwing.com/pt/free-png-tzosu

No momento, não entraremos em detalhes sobre a anatomia, como pode ser visto na **Figura 1**. O que discutiremos hoje é como esse sistema é capaz de gerar aprendizados que podem ser repetidos ao longo de nossa jornada e vida.

Um importante neurotransmissor cada vez mais em discussão é a dopamina, **produzida na área tegmental ventral cerebral,** (Figura 2) e que desempenha um papel central na sensação de prazer e recompensa.

Figura 2.

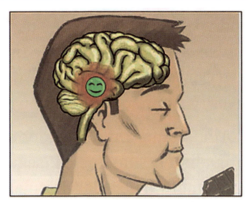

2. A "raiz" da dopamina está na **área tegmental ventral**, uma região rudimentar do cérebro, o que garante uma grande força biológica.

Fonte: Figura do artigo de divulgação do psiquiatra Rodrigo Grassi

Quando encontramos uma recompensa ou a antecipamos, o circuito mesolímbico é ativado. A liberação de dopamina nessa região reforça comportamentos positivos e incentiva a repetição desses comportamentos. Essa ativação do sistema de recompensa cria uma sensação de prazer e motivação, incentivando-nos a buscar mais recompensas.

Sabe aquela vontade e necessidade que as mulheres sentem quando estão em tensão pré-menstrual, ou no caso de homens e mulheres que dizem "Hoje eu tive um dia estressante, eu mereço..."? Esse "eu mereço" é a lembrança que o sistema dopaminérgico tem do prazer já aprendido por ele – na hora de buscar alimentos doces, no caso de algumas pessoas, de buscar bebida alcoólica ou refrigerante, ou, atualmente, de abrir o aplicativo de delivery e pedir aquela pizza ou hambúrguer.

De certa forma, somos influenciados o tempo todo pelo marketing alimentício, que conseguiu entender que as pessoas compram no calor da emoção. Naquele momento em que você está passando pelo pior período do dia, da semana ou do ano, sem perceber seu cérebro já fez as devidas conexões, e você virou prisioneiro do seu "aprendizado reverso do mal".

Em resumo, o sistema de recompensa do corpo humano forma uma rede neural que nos motiva a buscar recompensas naturais e artificiais, por meio da liberação de dopamina e da sensação de prazer. Esse sistema desempenha um papel crucial na motivação, no aprendizado e no comportamento humano.

Gostaria de compartilhar a experiência de uma paciente que atendi em 2021 – V. R. F., uma mulher de 32 anos. Ela veio à consulta com o marido e desejava emagrecer. Estava decidida a não permanecer no peso de então, pois havia vivido a pandemia de covid-19 e testemunhado muitas pessoas, que não cuidavam da saúde, terem um desfecho ruim. Embora nenhum familiar dela tivesse falecido, viu amigos perderem entes queridos devido à doença, a grande maioria dessas pessoas com sobrepeso ou obesidade. Durante a consulta, inicialmente foi proposto um tratamento com medicações que poderiam aumentar os níveis de dopamina, já que a paciente tinha uma relação marcante entre o prazer e a comida – como descendente de família italiana, todos sempre se reuniam à mesa para conversar, se divertir e confraternizar.

Após três meses, a paciente voltou para uma consulta de acompanhamento, e percebemos que ela já havia perdido 6 kg, algo muito significativo para ela, que nunca havia perdido peso tão rapidamente. Como médico, eu estava muito animado, assim como o marido dela. No entanto, percebi em seu semblante que ela não estava feliz. Questionei o motivo de sua insatisfação com aquela situação, e ouvi: "A comida não me gera mais prazer, e aqueles momentos que vivi durante toda a vida com a família já não são mais os mesmos". Nesta consulta, no início de 2022, incentivamos a paciente, que estranhamente só voltou sete meses depois – com o mesmo peso com o qual iniciamos o tratamento. Dessa vez, veio sem o marido, e perguntei o que havia acontecido nesse período, pois ela estava indo bem. A resposta me surpreendeu e demonstrou como o corpo pode burlar um tratamento médico.

Ela me disse: "Doutor, aquela situação da perda do prazer pela comida foi um episódio muito triste para mim. Perdi a maioria das minhas memórias com a família na infância. Dessa forma, parei todas as medicações e quis voltar a sentir o prazer da comida. Fiquei assim por três meses e percebi que meu peso estava retornando gradualmente. E parecia que agora eu tinha até uma fome maior do que antes".

Aqui temos dois sistemas atuando em conjunto: o sistema de prazer dopaminérgico, gerando uma maior recompensa que gera maior prazer e retroalimenta a recompensa, e o sistema de termogênese adaptativa, aumentando a fome de forma descontrolada para recuperar o peso anterior. Afinal, nosso corpo é uma máquina de estocar gordura para ter a capacidade de gerar ATP e, consequentemente, ter energia para o funcionamento do corpo humano!

Percebemos, então, que a dopamina pode estar relacionada ao ganho de peso através do seu envolvimento na regulação do apetite. A dopamina afeta as áreas do cérebro responsáveis pela sensação de fome e saciedade, influenciando o comportamento alimentar. Níveis mais baixos de dopamina podem levar a um aumento do apetite e maior ingestão de alimentos, o que pode contribuir para o ganho de peso.

Além disso, certos comportamentos que estimulam a liberação de dopamina, como alimentos altamente palatáveis e ricos em açúcar e gordura, podem gerar um ganho de peso. Esses alimentos ativam o sistema de recompensa do cérebro, podendo criar uma associação entre a comida e o prazer. O resultado disso pode ser uma alimentação excessiva e o consumo de calorias em demasia, o que, por sua vez, pode resultar em ganho de peso.

É importante ressaltar que o ganho de peso é um processo complexo e multifatorial, envolvendo diversas variáveis, como genética, metabolismo, estilo de vida e outros aspectos hormonais. Embora a dopamina possa ter influência indireta no ganho de peso, ela não é a única causa nem a principal responsável por esse processo.

CAPÍTULO 2

Vamos testar como está a sua compulsão alimentar?

Depois de compreender, no primeiro capítulo, o quanto podemos ser escravos do nosso sistema de recompensa, faça o seu próprio teste e confira o quanto está propenso a ter compulsão alimentar por "fome emocional". Comece este capítulo com um teste para compulsão alimentar.

De acordo com o *Diagnostic and Statistical Manual of Mental Disorders, Fifth Edition, Text Revision*, os critérios clínicos para o diagnóstico do transtorno de compulsão alimentar requerem que:

- A compulsão alimentar ocorra, em média, pelo menos uma vez por semana, durante três meses;

- Os pacientes tenham sensação de falta de controle em relação à alimentação;
- Além disso, devem estar presentes três ou mais dos seguintes critérios:
- Comer muito mais rápido do que o normal;
- Comer até se sentir desconfortavelmente cheio;
- Comer grandes quantidades de alimento quando não se está fisicamente com fome;
- Comer sozinho por vergonha;
- Sentir-se nauseado, deprimido ou culpado depois de comer excessivamente.

O transtorno de compulsão alimentar difere da bulimia nervosa (que também envolve compulsão alimentar) pela ausência de comportamentos compensatórios (por exemplo, vômitos autoinduzidos, uso de laxantes ou diuréticos, excesso de exercícios, jejum).

Se você desenvolveu essas sinapses cerebrais de prazer em relação aos alimentos, e isso, por causa da serotonina e da dopamina, criou uma forte ligação com a comida, saiba que é possível reconstruir essas sinapses. Uma dica que costumo passar para os meus pacientes é que, sempre que tiverem um episódio compulsivo (geralmente só nos damos conta disso depois), determinem uma compensação. Estabeleça uma regra que gere sensação de desprazer por ter tido esse prazer sem controle. Por exemplo, acrescente 30 minutos de exercício aeróbico no dia seguinte ou dê uma volta extra no parque durante a caminhada. Dessa forma, construiremos ao longo da vida mecanismos de controle por meio de novas sinapses cerebrais, que frearão nosso sistema complexo perpetuado desde a infância.

REFERÊNCIA

1. Feeding and eating disorders. In: American Psychiatric Association. Diagnostic and Statistical Manual of Mental Disorders, Fifth Edition, Text Revision. Washington, DC: American Psychiatric Association Publishing; 2022.

CAPÍTULO 3

Obesidade, como parecia ser fácil perder peso

A obesidade é uma condição caracterizada pelo acúmulo excessivo de gordura no corpo, geralmente como resultado de um desequilíbrio entre a ingestão de calorias e o gasto energético. Seria bom se fosse simples assim, não é?

Entendemos que a obesidade é uma doença multifatorial. Podemos destacar diversos mecanismos complexos acontecendo ao mesmo tempo no corpo humano: dentre eles, um balanço energético ineficaz e uma tendência no metabolismo basal de se manter na inércia, reduzindo o gasto calórico e aumentando o estímulo por alimentos. Uma vez que os mensageiros da saciedade não conseguem se ligar ao receptor correto no cérebro, a leptina, por exemplo, é produzida pelas células adiposas e está envolvida na regulação da saciedade. Sobre a resistência à leptina, na qual o cérebro não responde adequadamente aos sinais de saciedade, também podemos citar a inflamação crônica de baixo grau, gerando marcadores inflamatórios que estimulam cada vez mais o organismo a estar em atividade metabólica lenta e com menor disposição para o exercício, além das bactérias intestinais que estão desreguladas, reduzindo a produção de dopamina e serotonina, dois neurotransmissores associados ao estado de prazer e recompensa.

O que também acontece na obesidade é o aumento do hormônio que potencializa a fome. Não bastasse o organismo não responder bem à leptina, agora também temos o estímulo do apetite através da grelina, liberada no estômago quando este está vazio, aumentando os níveis sanguíneos de grelina antes das refeições, sinalizando ao cérebro a necessidade de comer. Em indivíduos obesos, os níveis de grelina podem ser mais elevados, o que tem potencial de contribuir para o aumento do apetite e ingestão excessiva de alimentos.

Além de estimular o apetite, a grelina, a leptina, a adiponectina e os marcadores inflamatórios, interleucina-6 e TNF-alfa, podem afetar o metabolismo e o armazenamento de gordura. Estudos sugerem que eles podem influenciar o equilíbrio energético, aumentando a ingestão de alimentos e reduzindo o gasto energético, o que poderia levar ao ganho de peso e obesidade.

Veja que são múltiplos os fatores do próprio organismo que podem influenciar, e você acreditando que é só porque a pessoa está querendo comer mais do que deve e faz menos exercício do que precisa, não é? Ledo engano! Cada vez mais, ao estudarmos essa doença multifatorial, percebemos que ela tem se modificado ao longo do tempo, até porque vivemos em um ambiente obesogênico que só piora com o tempo. Esse processo vem acontecendo desde a Revolução Industrial. São muitos os fatores convergentes, além da própria biologia humana.

Citamos como o ser humano, ao longo das décadas, passou a ficar menos ativo. Todas as máquinas evoluíram para que possamos nos movimentar menos e gastar menor quantidade de energia. A indústria alimentícia aprimorou os alimentos para que eles pudessem ficar mais palatáveis, em sua grande maioria ultraprocessados e mais baratos. Bem, se temos um organismo propício a sentir mais fome, menos saciedade e alcançar menos gasto energético, adivinhe para onde estamos indo?

Além de tudo isso, desde a Revolução Industrial, estamos discutindo cada vez mais substâncias que acabam atrapalhando o bom funcionamento do organismo humano – são denominadas de disruptores endócrinos. Já ouviu falar nelas? No próximo capítulo, aprofundaremos este tema.

Figura 1.

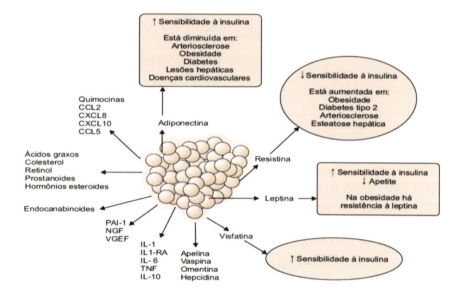

CAPÍTULO 4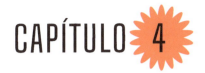

Disruptores endócrinos, já ouviu falar?

A pesquisadora Rachel Carson já alertava a sociedade em 1962, no livro *Primavera silenciosa*, sobre o uso indiscriminado de agrotóxicos sintéticos. Ela descreveu como o leite materno e o tecido gorduroso carregavam agentes como policlorobifenilos (PCB), diclorodifeniltricloroetano (DDT) e dioxina. Estes, entre outros agentes químicos, podem estar gerando o que vemos nos consultórios com cada vez mais frequência: homens com baixos níveis de testosterona e câncer de próstata; mulheres jovens com aumento nos índices de câncer de mama, ovário, útero e intestino em idades cada vez mais precoces; infertilidade com má qualidade de óvulos nas mulheres; baixa produção e qualidade de espermatozoides nos homens. Primeiro, vamos explicar o que são esses disruptores e como eles agem.

Figura 1. Mecanismo de ação dos disruptores endócrinos.

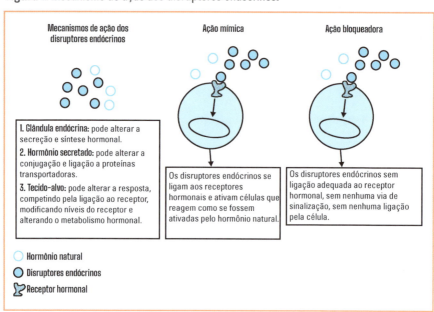

Fonte: adaptada de Predieri B *et al.*, 2022.

Disruptores endócrinos são substâncias químicas que interferem no sistema endócrino do corpo, afetando a produção, liberação, transporte, metabolismo, ligação ou ação dos hormônios naturais. Essas substâncias podem imitar a ação dos hormônios naturais, bloquear seus efeitos ou alterar sua produção e regulação.

A *Endocrine Society*, em seu artigo, descreveu o disruptor endócrino da seguinte forma: "substância química exógena [não natural] ou mistura de substâncias químicas que interfere em qualquer aspecto da ação hormonal". Hormônios são substâncias químicas naturais produzidas nas células dentro das glândulas endócrinas localizadas em todo o corpo. Estima-se que cerca de 1.000 substâncias químicas tenham propriedades de ação endócrina. A biomonitorização (medição de substâncias químicas em fluidos e tecidos corporais) mostra que quase 100% dos seres humanos possuem uma carga química corporal, com níveis detectáveis no sangue, urina, sangue do cordão umbilical, placenta e tecidos do corpo, como o tecido adiposo (gordura). Além dos disruptores endócrinos conhecidos, suspeita-se da existência de inúmeros outros disruptores ou substâncias químicas que nunca foram testadas.

Os disruptores endócrinos podem ser encontrados em uma variedade de produtos químicos industriais, pesticidas, plásticos, produtos de cuidados pessoais, produtos farmacêuticos e outros materiais de consumo. Essas substâncias são ingeridas através de alimentos contaminados, água, inalação de partículas suspensas no ar ou de absorção pela pele.

Figura 2.

EXEMPLOS DE VIAS DE EXPOSIÇÃO AOS DEs EM SERES HUMANOS

Como estamos expostos aos DEs?	De onde vêm os DEs?	Exemplo(s) de DEs
Consumo oral de água ou de alimentos contaminados.	Resíduos ou pesticidas industriais que contaminam o solo ou as águas subterrâneas.	PCB, dioxinas, compostos perfluorados, DDT.
Consumo oral de água ou de alimentos contaminados.	Percolação de substâncias químicas a partir de recipientes de alimentos ou de bebidas; resíduos de pesticidas em alimentos ou bebidas.	BPA, ftalatos, clorpirifós, DDT.
Contato com a pele e/ou por inalação.	Mobiliário caseiro tratado com retardadores de chamas.	BFRs
Contato com a pele e/ou por inalação.	Pesticidas utilizados na agricultura, residências, ou para o controlo de vetores de doenças públicas.	DDT, clorpirifós, vinclozolina, piretroides.
Intravenoso	Tubulação intravenosa	Ftalatos
Aplicação à pele	Alguns cosméticos, produtos de higiene pessoal, anti-bacterianos, protetores solares, medicamentos.	Ftalatos, Triclosan, parabenos, repelente de insetos.
Transferência biológica da placenta.	Carga corporal materna devido às exposições prévias/ atuais.	Vários DEs podem atravessar a placenta.

Fonte: adaptada de Gore AC *et al.*, 2014.

A exposição aos disruptores endócrinos tem sido associada a uma série de efeitos adversos à saúde, incluindo distúrbios reprodutivos, alterações hormonais, disfunções metabólicas, câncer, problemas de desenvolvimento e efeitos sobre o sistema imunológico. A pesquisa contínua nessa área busca entender melhor os efeitos desses disruptores e desenvolver regulamentações e medidas de proteção para minimizar a exposição e seus impactos na saúde humana e no meio ambiente.

A produção global de sacos plásticos aumentou de 50 milhões de toneladas na década de 1970 para quase 300 milhões nos dias atuais, e as vendas da indústria química global aumentaram significativamente – de 171 bilhões de dólares em 1970 para mais de 4 trilhões de dólares em 2013. Produtos químicos como os PCB, bisfenol A (BPA), polifluoroalquil (PFAS) e ftalatos agora são detectáveis no sangue, gordura e cordão umbilical de seres humanos em qualquer parte do mundo. Aliás, o conceito de "melhor estilo de vida através de produtos químicos" foi introduzido pela indústria química nos anos 1930. Essa noção persuasiva está associada ao crescimento global da produção de produtos químicos.

O PFAS era utilizado, inicialmente, desde a década de 1950, em removedores de graxa e manchas. Hoje a exposição decorre de alimentos contaminados,

Figura 3. Principais características dos disruptores endócrinos.

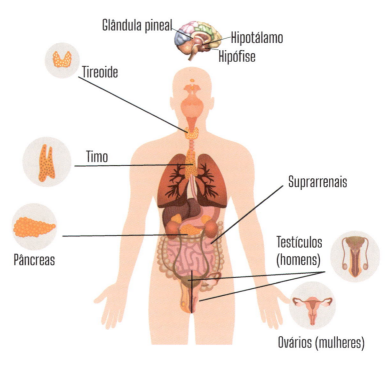

exposição à poluição e embalagens. Estima-se que em 2006 eram produzidas, no mundo, de 3 a 7 toneladas de PFAS. Em 2015, foi apresentado um acordo para redução, porém na Ásia ainda é muito utilizado.

A própria *American Chemical Society* emitiu um parecer entre 2012 e 2015 recomendando testes de distúrbios endócrinos e maior investimento em pesquisas nessa área. Segundo um alerta, após um estudo de revisão realizado pelos autores Di Pietro, Forucci e Chiarelli, as crianças estão mais afetadas pelos disruptores endócrinos, uma vez que estão expostas justamente durante o período de desenvolvimento.

Estudos epidemiológicos demonstram uma associação entre a exposição a disruptores endócrinos e a obesidade. Essa mudança começa pela exposição a hidrocarbonetos aromáticos, que podem alterar a metilação e ativar receptores gama no tecido adiposo, resultando em uma alteração na adipogênese primária ainda no útero.

No livro *O futuro roubado*, de Theo Colborn, são mencionados cânceres vaginais raros em mulheres jovens e adolescentes que só se manifestaram anos após a gestação. Algumas mães haviam ingerido medicações à base de dietilestilbestrol (DES) na década de 1960, pílula amplamente receitada nas décadas de 1950 e 1960 para mulheres com dificuldades na gestação. Isso mostra como ainda podemos impactar gerações expostas a determinados disruptores endócrinos no útero materno, mesmo após muitos anos.

Você já ouviu falar da 2,3,7,8-tetraclorodibenzo-p-dioxina (dioxina), presente em alimentos como carne bovina, leite e derivados, carne suína e peixes de maior porte, que estão mais associados à contaminação? O próprio DDT, que foi amplamente utilizado como pesticida, é rapidamente metabolizado no corpo humano para o diclorodifenildicloroetileno (DDE), que tem uma meia-vida de 10 anos. O DDT foi proibido em muitos países na década de 1970 e só foi impedido no Brasil pela Lei nº 11.936, de 14 de maio de 2009. Anos após a proibição, foi associado a alguns tipos de câncer, especialmente o de mama. Quantos anos de exposição e quantos tipos de câncer poderiam ter sido evitados se fôssemos mais rigorosos com esses disruptores endócrinos? Neste exato momento, talvez estejamos sendo contaminados em larga escala por essas substâncias?

Abordaremos a relação que La Merrill mencionou em seu artigo de 2011 sobre obesidade infantil, no qual as dioxinas e o DDT são apontados como possíveis fatores que contribuem para a obesidade em crianças expostas a eles no útero materno. Esses produtos químicos lipofílicos se acumulam onde há maior teor de gordura e têm a capacidade de causar maior toxicidade nesses tecidos.

Outro estudo de coorte realizado em Michigan, com 259 mulheres entre 1973 e 1991, acompanhou as filhas dessas mulheres expostas ao DDE. Foi observado um aumento significativo da incidência de crianças nascidas com baixo peso (< 2.500 g), e, anos depois, foi detectado um índice de massa corporal (IMC) indicativo de obesidade nas filhas dessas mulheres quando adultas.

Este livro não tem a intenção de gerar pânico, afinal vivemos em um mundo cada vez mais globalizado. No entanto, queremos chamar a atenção não apenas das autoridades, mas também de cada pessoa, para que possa ser promotora de sua própria saúde, fazendo escolhas melhores para si e para as próximas gerações.

Dessa forma, é cada vez mais importante nos preocuparmos com a qualidade da alimentação e refletir se não estamos transmitindo para as futuras gerações o gene da obesidade, do câncer, das doenças neurodegenerativas, como o Alzheimer, devido às más escolhas dos pais, reduzindo assim as chances dos filhos.

REFERÊNCIAS

1. Cardenas A, Gold DR, Hauser R, Kleinman KP, Hivert MF, Calafat AM, et al. Plasma Concentrations of Per – and Polyfluoroalkyl Substances at Baseline and Associations with Glycemic Indicators and Diabetes Incidence among High-Risk Adults in the Diabetes Prevention Program Trial. Environ Health Perspect. 2017;125(10):107001.
2. Carson R. Primavera silenciosa. Gaia; 2010.
3. Colborn T, Dumanoski D, Myers JP. O futuro roubado. Porto Alegre: L&PM; 1997.
4. Collegium Ramazzini. Endocrine disrupting chemicals in the European Union. [Internet]. [acesso em outubro de 2023]. Disponível em: https://www.collegiumramazzini.org/download/EDCs_Recommendations(2013).pdf
5. Emond C, Birnbaum LS, DeVito MJ. Use of a physiologically based pharmacokinetic model for rats to study the influence of body fat mass and induction of CYP1A2 on the pharmacokinetics of TCDD. Environ Health Perspect. 2006;114(9):1394-400.
6. Gore AC, Crews D, Doan LL, La Merrill M, Patisaul H, Zota A. Introdução aos disruptores endócrinos (DEs): um guia para governos e organizações de interesse público. Endocrine Society, IPEN; 2014. [acesso em outubro de 2023]. Disponível

em: https://www.endocrino.org.br/media/uploads/PDFs/ipen-intro-edc-v1_9h-pt-print.pdf

7. Karmaus W, Osuch JR, Eneli I, Mudd LM, Zhang J, Mikucki D, et al. Maternal levels of dichlorodiphenyl-dichloroethylene (DDE) may increase weight and body mass index in adult female offspring. Occup Environ Med. 2009;66(3):143-9.

8. Predieri B, Alves CAD, Iughetti L. New insights on the effects of endocrine-disrupting chemicals on children. J Pediatr (Rio J). 2022;98 Suppl 1(Suppl 1):S73-S85.

9. Stel J, Legler J. The Role of Epigenetics in the Latent Effects of Early Life Exposure to Obesogenic Endocrine Disrupting Chemicals. Endocrinology. 2015;156(10):3466-72.

10. The impacts of endocrine disrupterson wildlife, people and their environments. Copenhague: European Environment Agency; 2002. [acesso em outubro de 2023]. Disponível em: https://www.eea.europa.eu/publications/the-impacts-of-endocrine-disrupters

11. Wolff MS, Zeleniuch-Jacquotte A, Dubin N, Toniolo P. Risk of breast cancer and organochlorine exposure. Cancer Epidemiol Biomarkers Prev. 2000;9(3):271-7.

CAPÍTULO 5

Nutrigenética, genética e epigenética

Neste capítulo, vamos nos concentrar em três palavras diferentes:

1. Genética.
2. Epigenética.
3. Nutrigenética.

A genética é a mais conhecida entre elas, e costumávamos acreditar que compreendê-la seria a solução para todos os problemas. Após alguns anos do programa de decodificação do genoma humano, sabemos que a genética, por si só, não está diretamente relacionada aos problemas e às soluções do corpo humano.

Podemos conceituar a genética da seguinte maneira: é uma área da biologia que estuda a hereditariedade e a variação dos organismos. Ela está relacionada ao estudo dos genes, que são as unidades básicas de informação genética presentes no DNA de um organismo.

O conceito central da genética é que os genes contêm as instruções necessárias para o desenvolvimento e funcionamento dos seres vivos. Eles determinam características como cor dos olhos, tipo sanguíneo, altura, predisposição a certas doenças e muitas outras características hereditárias.

A genética investiga como os genes são transmitidos de uma geração para outra e como eles interagem com o ambiente para determinar os traços observáveis dos organismos. Ela estuda os mecanismos de hereditariedade, incluindo a reprodução sexual e a formação de gametas (células reprodutivas), bem como os processos de mutação, recombinação genética e expressão gênica. As pesquisas têm demonstrado que o gene *MC4R* poderia ser um gene protetor a influenciar positivamente a pessoa a se manter magra, além de ajudar na perda da função por metilação do DNA, que pode acontecer por influência dos hábitos maternos e/ou por escolhas de vida de cada pessoa durante a vida. Assim, estaríamos desprotegidos e com maior tendência a desenvolver a doença da obesidade.

Em artigo publicado na *Icahn School of Medicine at Mount Sinai*, La Merrill, em 2011, destacou que a obesidade infantil é uma doença inflamatória e que pode estar associada a tipos de exposição desde o útero materno – o metabolismo endócrino das crianças obesas apresentava um funcionamento completamente diferente do das crianças magras.

Figura I.

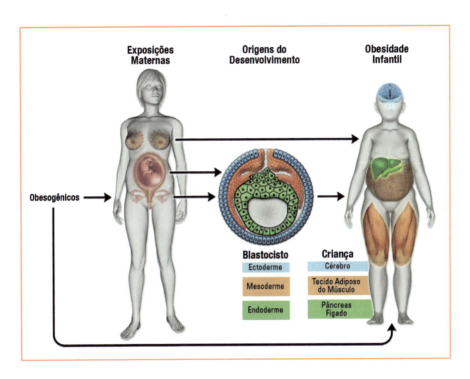

Fonte: Icahn School of Medicine at Mount Sinai, La Merrill, 2011

O termo "epigenética" está ganhando cada vez mais destaque nos dias atuais. Vem do grego *epí*, que significa "além" ou "acima", e de "genética", que se relaciona aos genes. Portanto, a epigenética trata de mecanismos que regulam a atividade gênica além da sequência de DNA em si. Os principais mecanismos epigenéticos incluem modificações químicas nas moléculas de DNA e nas histonas – proteínas que ajudam a estruturar o DNA no núcleo das células. Essas modificações podem afetar a acessibilidade do DNA e a interação com as proteínas reguladoras, influenciando diretamente a expressão gênica.

As modificações epigenéticas podem ser hereditárias, ou seja, passadas para as gerações futuras, ou reversíveis e influenciadas pelo ambiente. Isso significa que fatores ambientais, como a dieta, o estilo de vida, a exposição a toxinas e o estresse podem afetar as marcações epigenéticas e, consequentemente, a expressão gênica.

A epigenética desempenha um papel importante no desenvolvimento embrionário, na diferenciação celular, na manutenção da identidade celular e na resposta a estímulos ambientais. Além disso, pesquisas sugerem que alterações epigenéticas podem estar envolvidas em várias doenças, incluindo câncer, distúrbios neurológicos, doenças cardiovasculares e doenças metabólicas.

O estudo da epigenética tem implicações significativas na Medicina, na agricultura e no entendimento da biologia em geral. Compreender como as modificações epigenéticas influenciam a atividade gênica pode levar ao desenvolvimento de terapias mais direcionadas, à identificação de biomarcadores para diagnóstico precoce de doenças e ao melhoramento de culturas agrícolas.

Durante uma consulta, atendi dois pacientes: um pai de 65 anos e um filho de 37. Ao avaliar os exames do pai, aparentemente ele estava mais saudável do que o filho, apesar da diferença de idade. Os níveis hormonais de testosterona do pai estavam normais, até mesmo acima do esperado para a idade, e sem queixas clínicas, enquanto o filho apresentava hipogonadismo idiopático, com redução do prazer e da libido, apresentando oscilação do humor com momentos de ansiedade e tristeza inexplicável, distúrbio do sono, baixa massa muscular e concentração da gordura centrípeta na região do abdome e peitoral. Os hábitos de vida do filho eram definitivamente piores do que os do pai. Enquanto o filho vivia conectado ao mercado financeiro, dormia mal, comia muita comida rápida (*junk food*) e estava constantemente cansado, praticando futebol apenas uma vez por semana, o pai de 65 anos praticava musculação três vezes por semana, mesmo que em intensidade leve, e, nos outros dias, fazia caminhadas. Ele conseguia controlar bem o estresse, dormia 7 horas por dia e raramente ia dormir após as 23 horas.

Esse caso é um claro exemplo de como uma pessoa, mesmo com 50% da genética do pai, desenvolveu sintomas de *burnout* e síndrome plurimetabólica, enquanto a mãe estava saudável aos 60 anos. A genética herdada era relativamente boa, embora não tivesse sido testada, mas a epigenética/estilo de vida escolhidos, seguramente por exposição a disruptores endógenos – diferentemente do pai, que provavelmente sofrera menor exposição até então e só a demonstraria de forma marcante após muitos anos de vida –, influenciaram para que o mais jovem tivesse um estado de saúde pior do ponto de vista médico.

Hoje, sabemos que as novas gerações são expostas a disruptores endógenos desde o útero materno, e essa exposição se intensifica logo após o nascimento. Cada vez mais teremos de aprender sobre a nutrigenética para reduzir os impactos da alimentação atual em nosso organismo.

Na fisiologia da obesidade, sabemos que também ocorre um comportamento metabólico diferente em relação a lipídios e carboidratos. A resistência à insulina, um metabolismo diferente de lipídios e o aproveitamento da glicose são características da fisiologia da obesidade, o que já está sendo detectado até em crianças obesas.

A nutrigenética é uma área da ciência que investiga a interação entre os genes de um indivíduo e a sua alimentação. Busca compreender como as variações genéticas podem influenciar a forma como os nutrientes são processados, metabolizados e utilizados pelo corpo humano. Cada pessoa possui um conjunto único de genes, e essas variações genéticas podem afetar a forma como o organismo responde a diferentes nutrientes e compostos presentes na alimentação. Os estudos relacionados à nutrigenética procuram identificar como essas variações genéticas podem influenciar a saúde, o bem-estar e o risco de desenvolver determinadas doenças.

No futuro próximo, utilizaremos cada vez mais a nutrigenética para fornecer informações valiosas e otimizar a dieta, proporcionando uma melhor saúde para cada indivíduo, levando em consideração suas características genéticas individuais.

Figura 2. Mecanismo de ação dos disruptores endócrinos.

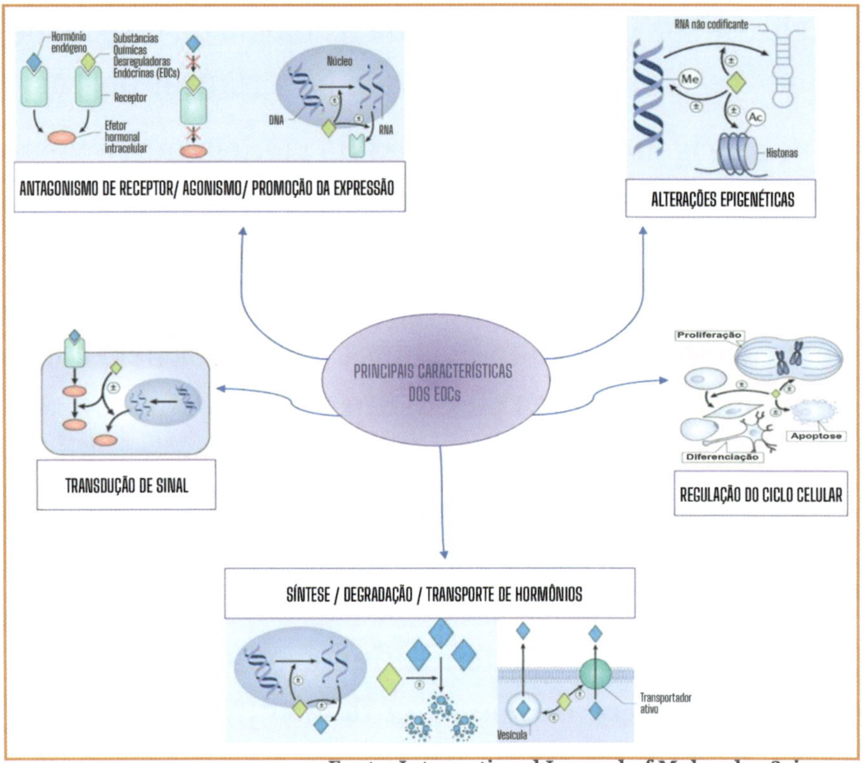

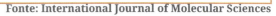

Fonte: International Journal of Molecular Sciences

REFERÊNCIAS

1. Conselho Regional de Nutricionistas. Parecer técnico CRN-3 Nº 09/2015 Genômica Nutricional. Testes de Nutrigenética. [Internet]. [acesso em outubro de 2023]. Disponível em: https://nutritotal.com.br/pro/wp-content/uploads/2015/10/442-CRN3_NUTRIGENETICA.pdf
2. La Merrill M, Birnbaum LS. Childhood obesity and environmental chemicals. Mt Sinai J Med. 2011;78(1):22-48.
3. Poursafa P, Kamali Z, Fraszczyk E, Boezen HM, Vaez A, Snieder H. DNA methylation: a potential mediator between air pollution and metabolic syndrome. Clin Epigenetics. 2022;14(1):82.
4. Reik W. Stability and flexibility of epigenetic gene regulation in mammalian development. Nature. 2007;447(7143):425-32.

CAPÍTULO 6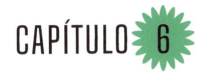

Relação intestino e saúde: não somos o que comemos, e sim o que absorvemos

"Não somos aquilo que comemos, mas sim o que absorvemos". Essa é uma frase que utilizo muito nas minhas consultas. Hoje em dia, podemos afirmar que temos dois cérebros: o cranial e o intestinal, ambos interconectados. A conexão entre o intestino e o cérebro vem sendo estudada ao longo dos anos, e sabemos que existe um complexo sistema nervoso entérico que estabelece essas interconexões. Dessa forma, uma série de informações é transmitida para o sistema nervoso central.

Atualmente, com tantos disruptores endógenos e a piora na qualidade dos alimentos, estamos prejudicando nosso intestino de forma mais agressiva do que as gerações passadas. Ainda não sabemos exatamente por que algumas pessoas são mais suscetíveis do que outras, por que irmãos que têm praticamente a mesma alimentação em casa apresentam, muitas vezes, evoluções diferentes da chamada disbiose intestinal, sendo mais precoce em alguns e mais tardia em outros.

Vamos conceituar o termo "disbiose intestinal": um desequilíbrio ou alteração na composição e função da microbiota intestinal, que é o conjunto de microrganismos, principalmente bactérias, que residem no trato gastrintestinal. Normalmente, a microbiota intestinal desempenha funções importantes na digestão, absorção de nutrientes, metabolismo, defesa imunológica e manutenção da integridade intestinal, como mencionamos sucintamente no capítulo sobre nutrigenética.

No entanto, vários fatores podem levar à disbiose intestinal, incluindo o uso excessivo de antibióticos, dieta pobre em fibras, estresse crônico, infecções, alterações hormonais, entre outros. Essas condições têm potencial de gerar um desequilíbrio na proporção de diferentes espécies bacterianas no intestino, bem como a redução da diversidade microbiana.

A disbiose intestinal pode resultar em sintomas como distúrbios digestivos, ex.: diarreia ou constipação, desconforto abdominal, flatulência, aumento da permeabilidade intestinal (intestino permeável), inflamação crônica e comprometimento do sistema imunológico. Além disso, estudos têm associado a disbiose intestinal a uma série de condições de saúde, como doenças inflamatórias intestinais, obesidade, diabetes, doenças cardiovasculares, distúrbios do humor e até mesmo doenças neurodegenerativas.

Quando há perda da barreira intestinal e aumento da permeabilidade, as vilosidades intestinais não conseguem realizar uma boa absorção dos nutrientes ingeridos, resultando em má absorção dos alimentos e nutrientes. Percebemos que a baixa ingestão de fibras por parte dos mais jovens contribui significativamente para essa perda da barreira saudável. Se, após apresentar e/ou desenvolver essa síndrome de permeabilidade intestinal, não tivermos uma boa absorção, adivinhe o que acontecerá?

É óbvio que o corpo ficará carente de minerais, vitaminas e nutrientes e sofrerá as consequências disso, não apenas pelas informações aferentes desencadeadas pelo complexo sistema periférico entérico, mas também pela falta da chegada desses nutrientes aos seus locais de origem. Hoje sabemos que muitos neurotransmissores são produzidos pelas bactérias do nosso microbioma intestinal. Porém, se desenvolvermos a disbiose ao longo do tempo, selecionaremos cepas de bactérias com potencial mais prejudicial do que benéfico. Isso pode levar à redução da produção de dopamina, serotonina e a um grande desequilíbrio do microbioma intestinal.

Para recuperarmos a saúde intestinal e tê-la como uma das bases para resgatar a saúde, é necessário tratar o intestino de maneira complexa. Aumentar a ingestão de legumes e vegetais já ajudaria muito, assim como o uso de prebióticos, que conseguem neutralizar parte da agressão sofrida pelo intestino. Além disso, os prebióticos reduzem as bactérias patogênicas que ativam os receptores intestinais TLR4, aumentando citocinas pró-inflamatórias, como o TNF-alfa, a IL-1 e a IL-6. Se preservarmos a saúde intestinal, estimulamos os receptores TLR9, prevenindo a ativação do fator nuclear NF-kB, reduzindo a degradação do mediador IkB-alfa e inibindo, assim, as citocinas pró-inflamatórias.

Perceba que, dependendo do estímulo fornecido através da alimentação, podemos silenciar a inflamação ou sinalizar mais inflamação. Rotineiramente, com meus pacientes mais sintomáticos do ponto de vista intestinal, sempre faço a analogia do intestino com uma plantação. Se queremos plantar rosas em um terreno cheio de ervas daninhas, até pode dar certo, mas, se limparmos esse terreno e o adubarmos, será muito mais fácil ter uma plantação de rosas saudáveis. Sempre pense dessa forma em relação ao seu intestino. Somos produtos do que fazemos em média, e a humanidade atual, em média, tem cometido muitos exageros e erros frequentes nos hábitos alimentares.

IMAGINE COMO SERIA SUA VIDA SE...

Em uma das consultas no consultório, atendi a senhora A. D. C., de 67 anos, que relatou que, há um ano, não conseguia mais sair de casa para ir a um restaurante, pois, todas as vezes que ingeria alimentos, até mesmo água, apresentava um quadro de evacuação líquida. Sua vida social havia piorado muito. Ela realizou diversos exames, como colonoscopia, endoscopia, tomografia do abdômen, várias ultrassonografias, além de exames parasitológicos de fezes, mas não encontrou um equilíbrio para o intestino. No dia da consulta, ela mencionou ter apresentado alguma melhora após iniciar o uso de lactobacilos acidófilos prescritos por um gastroenterologista. No entanto, seguindo a teoria das rosas, conversei com ela e expliquei que precisávamos melhorar o ambiente intestinal. Optamos por continuar com o probiótico atual, associado a outras cepas que pudessem reduzir os episódios de esteatorreia. Iniciamos um detox para o intestino e a suplementação de prebióticos, como Chlorella, glutamina e cúrcuma. Optamos também por repor alguns nutrientes por via parenteral, pois o ambiente intestinal dela não era propício a absorver nutrientes. Após três meses, na consulta de acompanhamento, perguntei como estava sua qualidade de vida. Surpreendentemente, neste momento ela tinha vida social novamente. Ainda precisava fazer escolhas alimentares, mas já conseguia sair com a família em alguns encontros, sem medo dos episódios que tanto a incomodavam.

Veja como estamos sendo intoxicados e não estamos percebendo. Nunca fui a favor do radicalismo, mas na sociedade atual, com os alimentos atuais, ou encontramos uma maneira de manter nosso intestino saudável, ou aceleraremos rapidamente a perda de nossa saúde e o controle de nossas vidas.

Lembre-se: "você não é o que você come, mas sim o que você absorve" (Dr. Patrick Ferreira).

Trecho do livro *A Semente da Vitória*, Nuno Cobra.

"Respeite seu corpo! Ele merece um tratamento melhor... Respeite-o nas roupas que usa, que não geram desconforto, mas acariciam, deixando-o confortável. Respeite-o no que você come e bebe, sem exigir de seus órgãos esforços brutais para digerir a agressão. Respeite-o no ar que respira, fresco, nutrindo e oxigenando seu sangue, sem entupi-lo de fuligem como se fosse um duto de gases tóxicos."

REFERÊNCIAS

1. Cobra N. A semente da vitória. 90. ed. São Paulo: Senac; 2003.
2. Faintuch J. Microbioma, disbiose, probióticos e bacterioterapia. Barueri: Manole; 2017.
3. Gershon MD. The second brain. Nova Iorque: Harper Perennial; 1999.
4. Raphael K. The Microbiome Diet. Boston: Da Capo Lifelong; 2015.
5. Rowlands C. A incrível conexão intestino cérebro. 2. ed. Barueri: Isis; 2020.

CAPÍTULO 7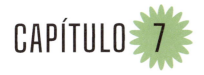

Impacto positivo da atividade física no corpo humano – Começa a compensar, e essa será a sua fuga do Burnout

Todos sabemos como impactar positivamente a saúde, e basta começar. Começar é, sem dúvida, uma das coisas mais difíceis. Sair do estado de inércia e começar uma vida voltada para o exercício é uma luta árdua no consultório. Muitos pacientes que conseguiram alcançar o peso ideal, com a ajuda de uma boa reeducação alimentar e, às vezes, medicamentos para tratar a obesidade, fazem a seguinte pergunta no consultório: "Por que eu preciso fazer exercício se cheguei até aqui sem ele?"

Mal sabem que é a partir desse momento que se inicia o tratamento de verdade.

Vamos definir rapidamente atividade física e exercício: atividade física é qualquer movimento voluntário produzido pela musculatura que resulte em gasto de energia acima do nível de repouso. Já o exercício, é uma ação programada e regular de exercer, exercitar ou exercitar-se com o objetivo de melhorar a condição física. Atualmente, estudos mostram que o exercício pode melhorar não apenas a condição física, mas também a condição psíquica e mental.

Então, todos os dias, quando você se levanta para enfrentar a vida de trabalho, já está realizando uma atividade física, mesmo que em estado basal. No entanto, é o ato de se exercitar que traz os maiores benefícios para o corpo, mente e alma.

A Organização Mundial da Saúde (OMS) e a Sociedade Brasileira de Cardiologia (SBC) recomendam que um indivíduo pratique ao menos 150 minutos de exercício por semana, distribuídos em quatro a cinco dias. A OMS também recomenda que, se o exercício for intenso, deve ser praticado por pelo menos 75 minutos por semana para obter benefícios para o sistema cardiovascular, músculos, cérebro, controle de peso e bem-estar geral. Em resumo, a OMS e a SBC recomendam que pessoas de todas as idades pratiquem atividade física regular como parte de um estilo de vida saudável; porém, na pessoa com a doença da obesidade, para esse corpo gastar a mesma energia/caloria de uma pessoa não obesa, deve praticar o dobro de exercício. Cruel, não?

Esse tema está sendo estudado, e a recomendação aos obesos é da prática de 300 minutos de exercício por semana como tempo mínimo.

A atividade física traz diversos benefícios para a saúde e ajuda a prevenir doenças crônicas. Voltando ao primeiro capítulo deste livro, quando falamos sobre a dopamina (se não se lembra, volte e leia o capítulo, pois será importante para entender como funciona a tomada de decisão): o neurotransmissor dopamina, quando produzido e liberado de forma satisfatória em nosso organismo, nos leva a procrastinar menos e tomar decisões que precisamos tomar, incluindo começar o exercício, não só realizar atividade física. Atualmente, até a atividade física em si está diminuindo cada vez mais, inicialmente com a invenção do uso de animais, seguida pela roda, carros, eletricidade, controle remoto da televisão, e agora em casas integradas com inteligência artificial, que podem executar tarefas domésticas com um simples comando, sem precisar levantar do sofá ou da cama. O mundo está evoluindo para reduzir o nosso potencial de atividade do dia a dia.

No livro *A Semente da Vitória*, de Nuno Cobra, é recomendado que pensemos nos músculos das pernas durante o exercício e até mesmo antes de começar, imaginando-nos caminhando. Será que isso não seria um exercício mental para aumentar nossa dopamina? No entanto, em um mundo tão conectado como o de hoje, um mundo multitarefas, em algum momento dedicamos tempo para pensar em nós mesmos?

Nuno relata também um estudo científico realizado com idosos octogenários na década de 1970, que concluiu que era possível não apenas aumentar a força muscular desses idosos, mas também reduzir a frequência cardíaca basal após o treinamento. Veja que estamos falando de um estudo realizado na década de 1970. Por que o ser humano e a sociedade em geral estão cada vez menos atentos ao exercício como um todo?

Para deixar claro: se você deixa de ir de carro à padaria da esquina, nesse momento há um aumento da atividade física. No entanto, se você programa uma caminhada de 60 minutos no parque ou um treino de 60 minutos na academia, agora estamos falando de exercício.

Em seu livro *O poder do hábito*, Charles Duhigg descreve os três gatilhos que moldam nosso hábito: gatilho, rotina e recompensa. Um bom exemplo de gatilho foi quando atendi uma série de pacientes em 2022, que queriam mudar de hábito porque entenderam, por uma reflexão durante a pandemia da covid-19, que as pessoas que não praticavam atividade física tiveram um desfecho pior ao enfrentar a infecção pelo vírus. Foi preciso algo muito sério acontecer para gerar esse gatilho.

Lembro de um caso em que R. L. C., de 45 anos, descendente de orientais, tinha perdido três familiares para a covid-19. Ela também foi internada, mas conseguiu ter alta e se recuperar, mesmo tendo diabetes de difícil controle. Esse foi o gatilho de que ela precisou e, por meio de uma amiga que já era minha paciente, veio em busca de ajuda para mudar seu estilo de vida.

Geralmente, o ser humano moderno precisa de um evento estressante grave para mudar, mas o gatilho não é nada sem a rotina. As pessoas querem começar a se exercitar, mas o fazem sem programar horários. Nem sempre dá certo, porque deixam para se exercitar no final do dia, quando estão extremamente cansadas, então adiam para o dia seguinte. Você entende o tamanho do problema? Você se identifica com esse caso?

A rotina é algo programado. Se quer começar a se exercitar, lembre-se de reservar pelo menos 150 minutos, divididos em quatro a cinco dias na semana, sempre no mesmo horário, preferencialmente quando for mais conveniente para a sua rotina diária – durante o dia, devido ao nosso ciclo circadiano. Não que se exercitar à noite seja ruim; lembre-se de que estamos falando de rotina. Feito é melhor que perfeito, certo? Para adquirir o hábito, deixe uma recompensa para seu cérebro. Observe inicialmente como seu sono provavelmente melhorará após começar a se exercitar. Perceba como as roupas ficarão mais folgadas. No início, não olhe para a balança, mas sim para as medidas. Perceba como ficará mais calmo em momentos de estresse no trabalho e em família. E, obviamente, se nunca atribuiu todo esse mérito ao exercício, comece a fazê-lo.

Parece fácil, não é? Mas definitivamente não é. A sociedade atual é obesogênica e não nos estimula a ter uma atitude saudável. Portanto, depende apenas de você mudar o hábito para ter um estilo de vida mais saudável.

Vamos falar sobre os diversos benefícios do exercício e nossa microbiota intestinal. Será que existe alguma interação? A ciência já demonstrou que há diferenças na microbiota intestinal entre os práticantes de exercícios de extremo esforço, como no caso de atletas de alto rendimento, e aqueles que praticam exercícios moderados, como os praticados por desportistas. Os exercícios moderados apresentam uma redução da permeabilidade intestinal (*leaky gut*), o que não ocorre nos praticantes de exercício extremo.

Figura 1.

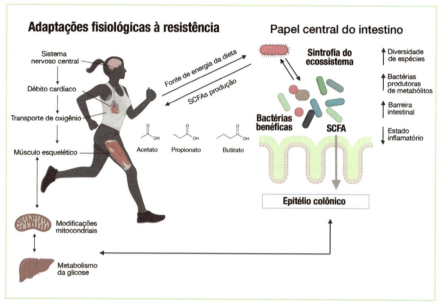

Fonte: Frontiers in Nutrition | www.frontiersin.org

De acordo com Matthieu Clauss e colaboradores, a aptidão cardiorrespiratória parece estar relacionada à composição relativa da microbiota intestinal em humanos. Quando mulheres idosas saudáveis foram divididas em dois grupos recebendo intervenções de exercícios, treinamento muscular do tronco ou treinamento aeróbico, incluindo caminhada rápida, a abundância relativa de *Bacteroides intestinalis* aumentou significativamente apenas no grupo de treinamento aeróbico. Curiosamente, após a interrupção do treinamento físico, as alterações induzidas pelo exercício na microbiota foram amplamente revertidas.

Para não nos aprofundarmos muito na parte técnica, quanto mais *Bacteroides* e menos *Firmicutes* tivermos em nossa microbiota intestinal, aparentemente teremos um intestino mais saudável e equilibrado.

Quanto ao benefício cardiovascular, isso não é nenhuma novidade. Sabemos que a prática de atividade física já é recomendada por todas as sociedades e organizações de saúde médica, pois traz um menor estado inflamatório subclínico. Desinflamar, mais do que nunca, comanda nossa longevidade e gera um grande fator protetor para os vasos sanguíneos arteriais e venosos, reduzindo a formação de placas ateromatosas e, consequentemente, minimizando o risco de infarto do miocárdio e acidente vascular cerebral isquêmico. A atividade física moderada já pode reduzir a chamada "disfunção endotelial", aumentando a liberação do óxido nítrico (NO), que é um grande vasodilatador para nosso organismo. Sabemos que a perda da atividade biológica do NO é vista em todas as etapas do processo aterogênico e aterotrombótico como consequência de uma grande "disfunção endotelial" e inflamação vascular. Então, praticar exercício corresponde à palavra *desinflamar*. Salve sua saúde e viva mais com sua família e amigos. A bola está com você!

REFERÊNCIAS

1. Clauss M, Gérard P, Mosca A, Leclerc M. Interplay Between Exercise and Gut Microbiome in the Context of Human Health and Performance. Front Nutr. 2021.
2. Cobra N. A semente da vitória. 90. ed. São Paulo: Senac; 2003.
3. Duhigg C. O poder do hábito. Rio de Janeiro: Objetiva; 2012.
4. Sociedade Brasileira de Cardiologia. Atividade física e saúde cardiovascular. [Internet]. [acesso em outubro de 2023]. Disponível em: https://www.cardiol.br/sbc-publicacoes/posicionamentos/atividade-fisica-e-saude-cardiovascular/
5. World Health Organization. Physical activity. [Internet]. [acesso em outubro de 2023]. Disponível em: https://www.who.int/news-room/fact-sheets/detail/physical-activity

CAPÍTULO 8

O sono e o estado de regeneração: já ouviu falar da melatonina?

Definitivamente o ciclo do sono bem regulado é a nossa maior forma de compensar e equilibrar o estresse do dia a dia. O nosso ciclo circadiano é um ritmo biológico de cerca de 24 horas encontrado na maioria dos organismos, incluindo os humanos. Refere-se a mudanças fisiológicas, comportamentais e bioquímicas que ocorrem em um padrão regular ao longo do dia.

O ciclo circadiano é controlado por um relógio biológico interno, conhecido como "relógio circadiano", localizado no cérebro. Esse relógio é influenciado principalmente pela luz e escuridão, mas também pode ser modulado por outros fatores, como alimentação, temperatura e atividades sociais. Entre outros hormônios, podemos destacar dois grandes reguladores do ciclo circadiano: o cortisol, que predomina durante o dia, e a melatonina, que predomina durante a noite. Neste capítulo, abordaremos a melatonina, também conhecida como "a rainha da noite".

A melatonina, descoberta em estudos com bovinos pelo dermatologista Aaron Lerner em 1958, é produzida e secretada pela glândula pineal, também conhecida como epífise. A glândula pineal está localizada no cérebro, na região central entre os dois hemisférios cerebrais. A produção e a secreção da melatonina são influenciadas pelo ciclo de luz e escuridão, com níveis mais elevados durante a noite e níveis mais baixos durante o dia. A melatonina desempenha um papel importante na regulação dos ritmos circadianos do corpo e está envolvida na regulação do sono e da vigília.

No livro *Sincronia metabólica e hormonal*, Pierpaoli e Rachid discutiram que nosso envelhecimento pode ser programado pela "reprogramação da glândula pineal". Segundo esses estudiosos, a dessincronização do relógio pineal poderia resultar em redução do desgaste na secreção dos hormônios naturais. Portanto, mesmo que uma pessoa tenha uma boa secreção natural de melatonina, uma pequena suplementação poderia reduzir o esforço da glândula pineal e prolongar sua saúde.

A melatonina atua como um grande "catador de impurezas do nosso cérebro" durante a noite, sinalizando que é hora de recolher a "bagunça" produzida ao longo do dia. Além disso, segundo alguns estudos em animais, a melatonina pode afetar a ingestão de alimentos, reduzindo o apetite e promovendo a saciedade. Também pode ter efeitos sobre o tecido adiposo, estimulando a quebra de gordura e a termogênese, que é a produção de calor pelo corpo. Estudos com trabalhadores noturnos, que sofrem privação da liberação da melatonina, já demonstraram que essas pessoas têm maior compulsão alimentar durante a noite e o dia, devido à privação do sono e da secreção natural da melatonina.

No aspecto cronobiológico, o ser humano desde os tempos das cavernas precisa ajustar seu relógio biológico, estando acordado com a luz do sol e dormindo ao escurecer. Nesse momento, a melatonina pode agir em diversos tecidos do corpo, aumentando a sinalização de reparo e restauração. Alguns estudos sugerem que a melatonina tem ação antitumoral e melhora a resposta de alguns agentes antitumorais. A imagem do artigo

Pancreatic melatonin enhances anti-tumor immunity in pancreatic adenocarcinoma through regulating tumor-associated neutrophils infiltration and NETosis mostra que a melatonina pode recrutar os neutrófilos N1 e ter uma ação mais potente contra as células malignas formadas. No entanto, é importante ressaltar que a melatonina não é uma cura para o câncer, e doses elevadas seriam necessárias, o que pode ser impraticável para seres humanos. Isso demonstra a capacidade de uma noite de sono restauradora em ajudar o corpo a eliminar "sujeiras" que inadvertidamente ingerimos.

No capítulo sobre nutrigenética, falamos do estado inflamatório do corpo e nossa capacidade de produção do H_2O_2, peróxido de hidrogênio e do radical livre ROS, formados sempre que produzimos energia através do processo mitocondrial. Em 1958, foi descoberta a ação da melatonina na regulação da reprodução em mamíferos, e posteriormente foram identificados outros benefícios dessa molécula, incluindo sua atuação na regulação do peso e na redução do estado inflamatório.

A melatonina funciona como um "alcalinizante/efeito tampão" em nosso organismo. Alguns estudos têm demonstrado que ela tem uma ação antioxidante e potencializa a ação antioxidante natural, aumentando o fator de transcrição NRF-2, além de ação anti-inflamatória, reduzindo interleucina-1, interleucina-8, fator de necrose tumoral (TNF-a) e proteína ultrassensível (PCr). É importante lembrar que a secretamos naturalmente à noite, em um ambiente escuro e tranquilo. Ter uma noite de sono adequada sempre foi importante, desde os primórdios, para manter nosso organismo em perfeito estado de funcionamento. Assim, a melatonina parece preencher critérios para ser um antioxidante direcionado para as mitocôndrias. Agora pergunto: como anda sua noite de sono?

Aqui está um teste sobre como está a qualidade do seu sono:

1. Você tem dificuldade para adormecer?
2. Você acorda frequentemente durante a noite?
3. Você se sente cansado ao acordar pela manhã?
4. Você tem sonhos vívidos ou pesadelos?
5. Você ronca ou tem apneia do sono?
6. Você usa dispositivos eletrônicos (como smart phones ou tablets) antes de dormir?
7. Você consome cafeína ou bebidas estimulantes à noite?
8. Você não consegue seguir uma rotina regular de sono? Vai para a cama e acorda em horários diferentes ao longo da semana?

> 9. O seu ambiente de sono é inadequado por algum motivo: luz não ideal, ruídos que perturbam, temperatura indesejada?
> 10. Você vai dormir sem antes praticar alguma técnica de relaxamento?

Avalie cada pergunta em uma escala de 1 a 5, sendo 1 para "nunca" e 5 para "sempre". Some os pontos e veja o resultado:

0-10 pontos: sua qualidade de sono é excelente.
11-20 pontos: sua qualidade de sono é boa.
21-30 pontos: sua qualidade de sono é razoável.
31-40 pontos: sua qualidade de sono é ruim.
41-50 pontos: sua qualidade de sono é muito ruim.

REFERÊNCIAS

1. Beck WR, Messias LHD, Silva FC, Manchado-Gobattto FB, Gobatto CA. Acute melatonin administration enhances aerobic tolerance: an analysis of biochemical and hematological parameters. Motriz: Rev. Educ Fis. 2018.
2. Beck WR, Scariot PPM, Gobatto CA. Melatonin is an Ergogenic Aid for Exhaustive Aerobic Exercise only during the Wakefulness Period. Int J Sports Med. 2016;37(1):71-6.

3. Chan Y-T, Tan H-Y, Lu Y, Zhang C, Cheng C-S, Wu J, et al. Pancreatic melatonin enhances anti-tumor immunity in pancreatic adenocarcinoma through regulating tumor-associated neutrophils infiltration and NETosis. Acta Pharm Sin B. 2023;13(4):1554-67.

4. Claustrat B, Leston J. Melatonin: Physiological effects in humans. Neurochirurgie. 2015;61(2-3):77-84.

5. Delpino FM, Figueiredo LM. Melatonin supplementation and anthropometric indicators of obesity : A systematic review and meta-analysis. Nutrition. 2021:91-92:111399.

6. Pierpaoli W, Rachid I. Sincronia metabólica e hormonal.

7. Prado NJ, Ferder L, Manucha W, Diez ER. Anti-Inflammatory Effects of Melatonin in Obesity and Hypertension. Curr Hypertens Rep. 2018;20(5):45.

8. Puchalski SS, Green JN, Rasmussen DD. Melatonin effect on rat body weight regulation in response to high-fat diet at middle age. Endocrine. 2003;21(2):163-7.

9. Xu F, Wang J, Hong F, Wang S, Jin X, Xue T, et al. Melatonin prevents obesity through modulation of gut microbiota in mice. J Pineal Res. 2017;62(4).

CAPÍTULO 9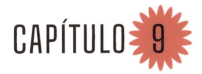

Supersubstâncias que melhoram a qualidade de vida

FIBRA ALIMENTAR: PROTEJA SEU INTESTINO E TENHA MAIS SACIEDADE

Quantas dietas você já fez na vida? Lembra que sempre lhe deram o conselho de aumentar a ingestão de fibras? Você já se perguntou o porquê de tudo isso?

Bem, vamos lá. As fibras alimentares são definidas como "polímeros de carboidratos com três ou mais unidades monoméricas, que não são digeridas ou absorvidas no intestino", mais precisamente em uma parte do nosso intestino denominado de intestino delgado. Como não temos absorção, essas fibras têm algumas funções, como:

1. Regulação do trânsito intestinal: as fibras solúveis e insolúveis ajudam a regular o movimento do intestino, prevenindo a constipação e promovendo a regularidade, desde que se tenha ingerido água suficiente. Temos de lembrar que, para o trânsito intestinal ter um bom funcionamento, precisamos do binômio fibra e água suficiente – seguir, como regra básica, de 30 a 50 mL de água por kg de peso. Nesse contexto, as fibras insolúveis aumentam o volume das fezes e aceleram o trânsito intestinal, enquanto as fibras solúveis absorvem água e ajudam a amolecer as fezes.

2. Vamos aumentar a sua saciedade? As fibras têm a capacidade de aumentar a sensação de saciedade e ajudar no controle do apetite – por isso, quase sempre, quando você tinha mais fome, alguém sugeria que aumentasse a ingestão de saladas, legumes com baixo açúcar, à vontade; como essas fibras "ocupam espaço no estômago" e levam mais tempo para serem digeridas, isso pode ajudar na redução da ingestão calórica e no controle do peso na maioria das pessoas. Lembrando que isso pode não funcionar para todo mundo, pois um dos mecanismos de ganho de peso está justamente em um processo denominado resistência ao hormônio da saciedade, chamado leptina. Essa reação acontece no centro da saciedade no cérebro. Por outro lado, mesmo não tendo saciedade, ao ingerir fibras você ainda estará alcançando os demais benefícios delas.

3. Manutenção da saúde digestiva: os dados alarmantes sobre o aumento do índice de alguns tipos de câncer, entre eles o do intestino na população geral, têm correspondido a uma alta ingestão de *junk food*, por se estar deixando de ingerir fibras na alimentação. Essas fibras alimentares podem ajudar a manter a saúde do sistema digestivo, pois estimulam o movimento peristáltico do intestino, promovendo uma melhor função intestinal. Além disso, as fibras fermentáveis servem como alimento para as bactérias benéficas no intestino, promovendo a saúde da microbiota intestinal, reduzindo o processo da chamada síndrome do intestino permeável – tal síndrome está sendo cada vez mais estudada porque, sozinha, pode gerar no corpo a interação de diversos outros órgãos, como o cérebro, a tireoide, as articulações, com nosso sistema imune.

4. O controle do açúcar no sangue: as fibras solúveis podem ajudar a regular os níveis de açúcar no sangue, retardando a absorção de glicose no intestino. Essa glicose nada mais é do que uma das formas de processo final de digestão do açúcar e dos carboidratos, o que pode ser benéfico para pessoas com diabetes ou que estejam na fase de pré-diabetes.

5. Seguindo os benefícios das fibras, elas também irão atuar no colesterol: algumas fibras solúveis, como as encontradas na aveia e na cevada, podem ajudar a reduzir os níveis de colesterol LDL, também denominado de "mau" colesterol, do sangue. Isso acontece devido à interação dessas fibras com a molécula do colesterol no intestino, reduzindo a sua absorção.

COMO VOCÊ PODE AUMENTAR A INGESTÃO DE FIBRAS NATURAIS NA SUA ALIMENTAÇÃO?

Podemos aumentar a ingestão de frutas principalmente no período em que temos luz do dia, quando nosso corpo está ávido por alimentos e regido pelo hormônio do dia, denominado de cortisol. Outra forma é a ingestão de vegetais, legumes, grãos integrais, sementes, nozes e cereais. Melhorar a sua ingestão de fibras em 25 a 38 g ao dia servirá como um grande protetor do seu intestino e da sua saúde, melhorando até a forma como ele absorve os demais nutrientes e melhora o seu estado de saúde.

Supersubstâncias que melhoram a qualidade de vida

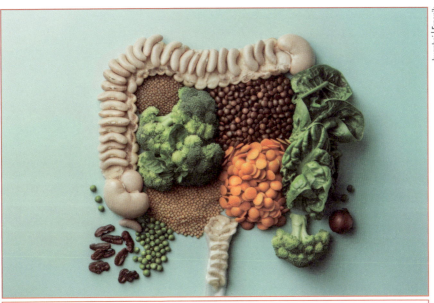

FIBRA INSOLÚVEL VS FIBRA SOLÚVEL

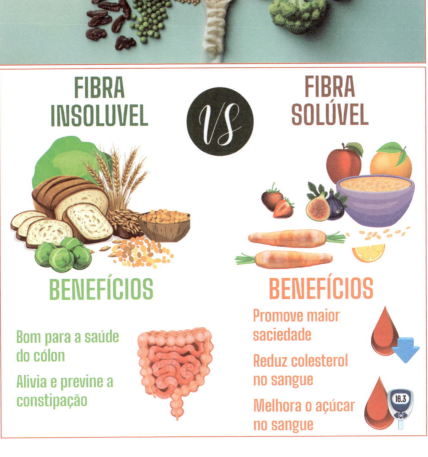

BENEFÍCIOS

Bom para a saúde do cólon

Alivia e previne a constipação

BENEFÍCIOS

Promove maior saciedade

Reduz colesterol no sangue

Melhora o açúcar no sangue

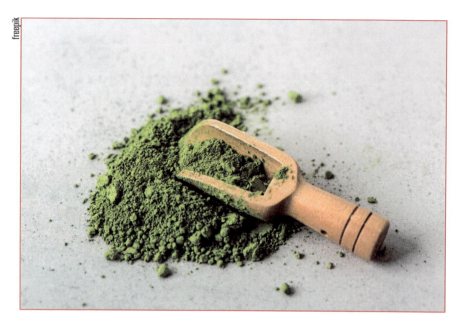

ALGA DA VIDA: *CHLORELLA*

A *Chlorella* é uma alga verde unicelular que tem sido amplamente estudada devido aos seus potenciais benefícios para a saúde. Aqui estão alguns dos principais benefícios associados ao consumo de *Chlorella*:

1. Nutrientes densos: a *Chlorella* é rica em nutrientes essenciais, incluindo vitaminas, minerais, proteínas, fibras e antioxidantes. Ela contém uma variedade de vitaminas do complexo B, vitamina C, vitamina E, betacaroteno, ferro, magnésio e zinco, entre outros nutrientes importantes.

2. Desintoxicação: a *Chlorella* possui propriedades desintoxicantes e é capaz de se ligar a metais pesados e outras toxinas, como mercúrio, chumbo e pesticidas, facilitando sua eliminação do organismo. Isso pode ser especialmente benéfico para pessoas expostas a altos níveis de poluentes ambientais.

3. Suporte ao sistema imunológico: a *Chlorella* contém uma substância chamada betaglucana, que demonstrou fortalecer o sistema imunológico. Ela pode ajudar a estimular a produção de células brancas do sangue, que desempenham um papel fundamental na defesa do organismo contra infecções e doenças.

4. Saúde digestiva: a *Chlorella* possui fibras naturais que podem ajudar a promover a saúde do sistema digestivo. Ela pode auxiliar na regularidade intestinal, melhorar a função intestinal e promover o crescimento de bactérias benéficas no intestino, favorecendo a saúde geral do trato gastrintestinal.

5. Potencial antioxidante: a *Chlorella* contém uma variedade de antioxidantes, incluindo clorofila, vitamina C e vitamina E. Esses antioxidantes ajudam a combater os radicais livres, protegendo as células do estresse oxidativo e reduzindo o risco de danos celulares e envelhecimento precoce.

6. Energia e vitalidade: alguns estudos sugerem que a *Chlorella* pode ajudar a aumentar os níveis de energia e reduzir a fadiga. Isso pode ser atribuído ao seu conteúdo nutricional, incluindo vitaminas do complexo B, ferro e clorofila, que desempenham papéis essenciais na produção de energia no organismo.

É importante observar que a pesquisa sobre os benefícios da *Chlorella* ainda está em andamento, e nem todos os efeitos foram completamente comprovados em estudos clínicos. Além disso, cada pessoa pode responder de maneira diferente à suplementação com *Chlorella*, e é sempre recomendado consultar um profissional de saúde antes de iniciar qualquer novo suplemento alimentar.

Figura 4.

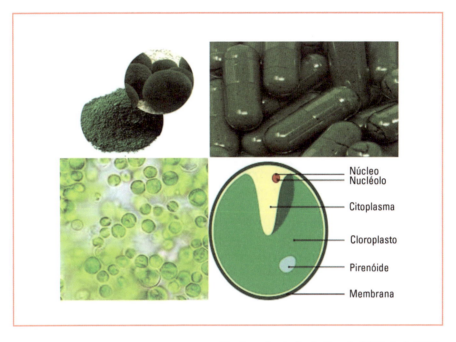

Fonte: adaptada de Barghchi H *et al.*, 2023.

ÁCIDO ALFALIPOICO: VAMOS REDUZIR O ESTRESSE OXIDATIVO?

O ácido alfalipoico (ALA), também conhecido como ácido tióctico, é um composto orgânico naturalmente presente no corpo humano. Ele desempenha um papel essencial no metabolismo energético e funciona como um poderoso antioxidante. Aqui estão algumas características e benefícios desse ácido:

1. Antioxidante: o ALA é considerado um antioxidante universal, o que significa que ele pode atuar tanto em ambientes aquosos quanto lipídicos do corpo. Essa propriedade permite que ele neutralize uma ampla gama de radicais livres, protegendo as células contra danos oxidativos. Além disso, o ALA tem a capacidade de reciclar outros antioxidantes, como as vitaminas C e E, aumentando sua eficácia protetora.

2. Regeneração de outros antioxidantes: o ALA pode regenerar e restaurar a atividade de outros antioxidantes no corpo, incluindo a glutationa e a coenzima Q10. Isso é importante porque esses antioxidantes desempenham papéis vitais na proteção das células contra danos oxidativos.

3. Suporte à saúde metabólica: o ALA desempenha um papel crítico no metabolismo energético, ajudando a converter glicose em energia utilizável pelas células. Ele também pode melhorar a sensibilidade à insulina, auxiliando na regulação dos níveis de açúcar no sangue. Essas propriedades tornam o ALA útil no suporte ao controle do diabetes tipo 2 e no gerenciamento do peso corporal.

4. Saúde cardiovascular: o ALA pode ajudar a proteger o sistema cardiovascular. Ele pode melhorar a função endotelial, reduzir a inflamação e diminuir o estresse oxidativo nas células vasculares. Esses efeitos têm potencial de contribuir para a saúde do coração e ajudar a reduzir o risco de doenças cardiovasculares.

5. Neuroproteção: o ALA possui propriedades neuroprotetoras e pode atravessar a barreira hematoencefálica, o que significa que ele tem acesso ao cérebro. Estudos sugerem que o ALA pode ajudar a reduzir a inflamação e o estresse oxidativo no sistema nervoso, algo desejável para o envelhecimento saudável do cérebro e a proteção contra doenças neurodegenerativas, como o mal de Alzheimer e o mal de Parkinson.

6. Detoxificação: o ALA desempenha um papel na desintoxicação do organismo, ajudando a eliminar metais pesados, como o mercúrio, chumbo e arsênico. Ele tem capacidade de se ligar a essas toxinas e facilitar sua remoção do corpo.

É importante notar que o ALA pode interagir com certos medicamentos e suplementos, e nem todos os benefícios foram totalmente estabelecidos por estudos clínicos. Lembre-se de que o ALA não deve ser utilizado sem orientação médica; estamos falando de um ácido que, se não for ingerido da forma e no composto corretos, pode gerar interações estomacais, piorando o desconforto. A melhor forma de administração será sempre o meio endovenoso.

MELATONINA

A melatonina, já abordada aqui, tem grande importância para o ser humano. É um hormônio natural produzido pela glândula pineal no cérebro, que regula o ritmo circadiano do corpo, ajudando a regular o sono e o despertar. Nos últimos anos, diversos estudos têm investigado os efeitos da melatonina em várias áreas da saúde. Aqui estão alguns estudos mais recentes sobre a melatonina:

1. Distúrbios do sono: a melatonina tem sido amplamente estudada no tratamento de distúrbios do sono, como insônia, desordens do ritmo circadiano e *jet lag*. Estudos recentes têm demonstrado que a melatonina pode ajudar a reduzir o tempo necessário para adormecer, melhorar a qualidade do sono e regular o ritmo sono-vigília. Além disso, a melatonina também pode ser útil para pessoas que trabalham em turnos noturnos.

2. Envelhecimento: a melatonina possui propriedades antioxidantes e anti-inflamatórias, o que a torna um potencial agente antienvelhecimento. Estudos têm sugerido que a suplementação de melatonina pode ajudar a reduzir o estresse oxidativo, melhorar a função mitocondrial, proteger o DNA e retardar o envelhecimento celular. Além disso, alguns estudos mostraram que a melatonina pode melhorar a qualidade de vida em idosos e reduzir o risco de certas doenças relacionadas ao envelhecimento.

3. Saúde cerebral: pesquisas recentes têm investigado os efeitos neuroprotetores da melatonina. Estudos em modelos animais sugerem que a melatonina tem potencial de ajudar na proteção do cérebro contra danos causados por doenças neurodegenerativas, como o mal de Alzheimer e o mal de Parkinson. Além disso, a melatonina tem sido associada a melhorias na função cognitiva e memória.

4. Saúde cardiovascular: estudos têm investigado os efeitos da melatonina na saúde do coração e dos vasos sanguíneos. Pesquisas sugerem que a melatonina pode auxiliar a regular a pressão arterial, reduzir a inflamação e proteger contra danos oxidativos nas células vasculares. Alguns estudos também indicam que a melatonina pode ter efeitos benéficos na prevenção e no tratamento de doenças cardiovasculares, como a hipertensão e a aterosclerose.

5. Saúde mental: a melatonina tem sido estudada em relação a distúrbios psiquiátricos, como depressão e transtornos de humor. Pesquisas recentes têm sugerido que a melatonina pode ter efeitos antidepressivos e ansiolíticos, ajudando a melhorar o humor, reduzir a ansiedade e regular os ritmos circadianos desregulados em pessoas com esses distúrbios.

Convém ressaltar que, embora haja evidências promissoras sobre os efeitos da melatonina em várias áreas da saúde, ainda são necessárias mais pesquisas para confirmar e estabelecer sua eficácia em diferentes condições. Além disso, é sempre recomendado consultar um profissional de saúde antes de iniciar a suplementação de melatonina, para determinar a dose adequada e considerar possíveis interações com outros medicamentos.

Figura 5.

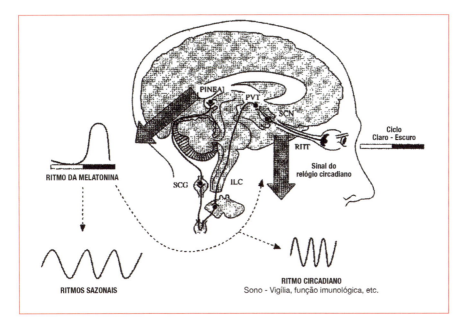

Fonte: adaptada de Claustrat B; Leston J, 2015.

CURCUMINA E SEUS MÚLTIPLOS BENEFÍCIOS

A cúrcuma, também conhecida como açafrão-da-terra, é uma especiaria amplamente utilizada na culinária e tem sido objeto de estudos científicos devido às suas propriedades medicinais. A substância ativa mais importante encontrada na cúrcuma é a curcumina, que tem demonstrado diversos efeitos benéficos à saúde. Porém, o açafrão-da-terra não possui 95% curcuminoides, dessa forma deveríamos ingerir a curcumina para que realmente possamos nos beneficiar de toda a sua atividade para melhorar a qualidade de vida. Aqui estão algumas evidências científicas relacionadas à cúrcuma e à curcumina:

1. Propriedades anti-inflamatórias: a curcumina possui propriedades anti-inflamatórias potentes. Estudos têm demonstrado que ela pode inibir moléculas pró-inflamatórias e vias de sinalização envolvidas em processos inflamatórios crônicos. Esses efeitos podem ser benéficos em condições como artrite, doenças inflamatórias intestinais e outras doenças relacionadas à inflamação.

2. Antioxidante: a curcumina possui propriedades antioxidantes, o que significa que ela pode neutralizar os radicais livres e reduzir o estresse oxidativo no organismo. O estresse oxidativo está associado ao envelhecimento e ao desenvolvimento de várias doenças crônicas, como doenças cardíacas, câncer e doenças neurodegenerativas.

3. Saúde do cérebro: a curcumina tem demonstrado efeitos neuroprotetores e pode ser benéfica para a saúde do cérebro, ajudando a reduzir a inflamação cerebral, protegendo contra danos oxidativos, estimulando a neurogênese (formação de novos neurônios) e melhorando a função cognitiva. Estudos sugerem que a curcumina pode ter um papel na prevenção e no tratamento de doenças neurodegenerativas, como o mal de Alzheimer e o mal de Parkinson.

4. Potencial anticâncer: a curcumina tem sido extensivamente estudada por seu potencial anticâncer, auxiliando a inibir o crescimento de células cancerígenas, induzir a apoptose (morte celular programada) em células cancerígenas, suprimir a angiogênese (formação de novos vasos sanguíneos no tumor) e reduzir a metástase (propagação do câncer para outras partes do corpo). No entanto, é importante notar que mais pesquisas são necessárias para determinar a eficácia e a segurança da curcumina como terapia anticâncer em humanos.

5. Saúde cardiovascular: estudos têm sugerido que a curcumina pode beneficiar a saúde do coração. Ela pode ajudar a reduzir o colesterol LDL (ruim), diminuir a formação de placas nas artérias, reduzir a inflamação vascular e melhorar a função endotelial. Esses efeitos podem ser benéficos na prevenção de doenças cardíacas, como a aterosclerose e a doença arterial coronariana.

Convém observar que a curcumina tem uma baixa biodisponibilidade no organismo, o que significa que sua absorção e utilização pelo corpo podem ser limitadas. No entanto, combinar a curcumina com pimenta-do-reino ou consumi-la em formas de suplementos com tecnologias de aumento de biodisponibilidade pode ajudar a melhorar sua absorção, buscando pelo ativo de 95% curcuminoides. Algumas clínicas de saúde médica, para melhorar a biodisponibilidade, já utilizam esse ativo na forma endovenosa.

Embora haja evidências científicas promissoras sobre os benefícios da curcumina, é preciso reforçar que mais pesquisas são necessárias, especialmente em ensaios clínicos controlados em humanos, para confirmar e estabelecer a eficácia e a segurança do uso em diversas condições de saúde.

A DIETA QUE DESINFLAMA, PERMITINDO ATÉ A INGESTÃO DE VINHO COM MODERAÇÃO

A dieta mediterrânea é um padrão alimentar inspirado nos hábitos de alimentação de países do Mediterrâneo, como Grécia, Itália e Espanha. É conhecida por ser uma das dietas mais saudáveis do mundo, associada a diversos benefícios à saúde. Aqui estão algumas características e benefícios da dieta mediterrânea:

1. Ênfase em alimentos vegetais: a dieta mediterrânea baseia-se principalmente em alimentos de origem vegetal, como frutas, legumes, cereais integrais, nozes e sementes. Esses alimentos são ricos em fibras, vitaminas, minerais e compostos bioativos que promovem a saúde.

2. Consumo moderado de proteínas: a dieta mediterrânea inclui uma quantidade moderada de proteínas, principalmente provenientes de peixes, aves, laticínios, ovos e leguminosas. O consumo de carne vermelha é limitado, e a preferência é dada a opções mais magras e ricas em ácidos graxos ômega-3, como o peixe.

3. Óleos saudáveis: a gordura predominante na dieta mediterrânea é o azeite de oliva, rico em gorduras monoinsaturadas e antioxidantes. O azeite de oliva é amplamente utilizado para temperar alimentos e uma fonte importante de ácidos graxos saudáveis para o coração.

4. Ingestão moderada de vinho tinto: o consumo moderado de vinho tinto é uma característica comum da dieta mediterrânea. O vinho tinto contém antioxidantes como o resveratrol, que podem ter efeitos benéficos à saúde cardiovascular. No entanto, é importante consumir com moderação, e não é recomendado para todos. Em teoria, segundo as sociedades de Cardiologia, o consumo de até uma taça de vinho ao dia traria benefícios à saúde cardiovascular.

5. Ênfase em especiarias e ervas: a dieta mediterrânea utiliza uma variedade de especiarias e ervas para adicionar sabor aos alimentos, reduzindo a necessidade de adição excessiva de sal. Especiarias como alho, cebola, alecrim e tomilho são comumente usadas.

Estudos mostram que a dieta mediterrânea está associada a um menor risco de doenças cardíacas, incluindo pressão arterial elevada, doenças cardíacas coronarianas e acidente vascular cerebral, além da redução do risco de diabetes tipo 2. Também tem sido associada a um menor risco de desenvolvimento de diabetes tipo 2 e melhor controle dos níveis de açúcar no sangue em pessoas com diabetes.

Estamos vendo cada vez mais o impacto da má alimentação e da falta de atividade física na saúde cerebral: estudos sugerem que a dieta mediterrânea pode ajudar a reduzir o risco de declínio cognitivo, doenças neurodegenerativas, como o mal de Alzheimer, e melhorar a saúde geral do cérebro, atuando como fator de proteção.

Quanto ao controle de peso, a dieta mediterrânea é rica em alimentos saudáveis e geralmente baixa em alimentos processados e açúcares adicionados, o que pode ajudar na manutenção de um peso saudável, desde que não extrapolemos a ingestão calórica em relação ao nosso gasto calórico. A perda de peso é sempre mais complexa, porém, quando se tem uma dieta que permita o vinho, isso facilita muito para populações nas quais o consumo de pequena quantidade é cultural. Outro benefício: por ser rica em antioxidantes e compostos anti-inflamatórios naturais, essa dieta pode ajudar a reduzir a inflamação crônica no corpo. Desinflamar o corpo é ter saúde!

O estudo PREDIMED (Prevención con Dieta Mediterránea) demonstrou que pessoas que aderiram a esse padrão alimentar conseguiram redução significativa no risco de eventos cardiovasculares graves, em comparação ao grupo controle, que seguiu dieta apenas com restrição de gordura. Isso também demonstra que inserir boas gorduras na alimentação, na grande maioria das pessoas, só traz benefícios. Outro estudo, denominado PREDIMED PLUS, demonstrou que pessoas que aderiram a esse estilo alimentar conseguiram aumentar a qualidade do sono.

MAGNÉSIO, O MINERAL QUE DESINFLAMA E OTIMIZA NOSSO CORPO

O magnésio desempenha um papel importante na redução da inflamação no corpo, por meio de várias vias e mecanismos.

O magnésio está envolvido na regulação do sistema imunológico, que desempenha papel fundamental na resposta inflamatória. Ele auxilia na modulação da atividade das células imunológicas, como os macrófagos e linfócitos, ajudando a controlar a resposta inflamatória e inibindo a produção de citocinas pró-inflamatórias.

O magnésio pode ajudar a reduzir a produção de citocinas pró-inflamatórias, como o fator de necrose tumoral alfa (TNF-alfa) e interleucinas, envolvidas na resposta inflamatória. Ele pode inibir a ativação de vias de sinalização que levam à produção dessas citocinas, ajudando a modular a inflamação; além disso, possui propriedades antioxidantes, o que significa poder neutralizar os radicais livres e reduzir o estresse oxidativo.

O estresse oxidativo (produção de lixo no nosso corpo, denominado radical livre) contribui para a inflamação crônica, e o magnésio pode ajudar a reduzir esse processo, neutralizando os radicais livres e protegendo as células contra danos oxidativos. Também tem um papel na regulação da expressão gênica, influenciando a atividade de genes envolvidos na inflamação. Ele pode regular a expressão de genes pró-inflamatórios, ajudando a controlar a resposta inflamatória.

Um dos aspectos mais importantes desse mineral é a modulação do sistema nervoso, incluindo o sistema nervoso central e o periférico. Ele pode ajudar a reduzir a resposta inflamatória por meio de interações com os receptores do sistema nervoso e a regulação da liberação de neurotransmissores envolvidos na inflamação.

No entanto, é importante destacar que a relação entre o magnésio e a inflamação é complexa – mais trabalhos científicos devem ser necessários para entender completamente os mecanismos envolvidos. A suplementação de magnésio pode ser benéfica em certas condições inflamatórias, e a adoção de uma alimentação equilibrada, rica em alimentos fontes de magnésio, como vegetais de folhas verdes, nozes, sementes e grãos integrais, é uma maneira importante de garantir níveis adequados de magnésio no organismo. Se for suplementar esse mineral, dê preferência à ingestão noturna dele.

VITAMINA C: MUITO ALÉM DA IMUNIDADE; PROTEJA SUA CÉLULA DO RADICAL LIVRE

A vitamina C, também conhecida como ácido ascórbico, apresenta diversas funções no corpo humano. Podemos citar algumas ações dessa vitamina em nosso corpo, com ação protetora.

1. Antioxidante: a vitamina C é um poderoso antioxidante que podemos ingerir diariamente, o que significa que ela ajuda a proteger as células contra os danos causados pelos radicais livres. Os radicais livres são moléculas instáveis que podem causar estresse oxidativo, levando ao envelhecimento celular, danos ao DNA e desenvolvimento de doenças crônicas, como alguns tipos de câncer, envelhecimento precoce, Alzheimer etc. A vitamina C neutraliza os radicais livres, reduzindo o estresse oxidativo e ajudando a manter a integridade celular.

2. Sistema imunológico: a vitamina C desempenha um papel crucial no sistema imunológico, auxiliando na função das células imunológicas, como os linfócitos e os fagócitos. Ela ajuda a fortalecer a barreira mucosa, promove a produção de anticorpos e aumenta a atividade das células de defesa do organismo. Nem preciso mais dizer que, ao melhorar as nossas células de defesa, não estamos falando em evitar um resfriado ou uma gripe, mas sim em aumentar as nossas defesas, que, quanto mais saudáveis, mais trabalham em harmonia – sem desencadear a hiper ou hiporresposta, ambas deletérias ao corpo humano.

3. Reciclagem de antioxidantes: a vitamina C, como dito anteriormente, é um potente antioxidante, que pode regenerar outros antioxidantes no organismo, como a vitamina E. Ela age como um "reciclador" de antioxidantes, permitindo que essas substâncias exerçam suas funções protetoras por mais tempo.

A vitamina C desempenha um papel em muitos outros processos biológicos, como a síntese de neurotransmissores, a produção de hormônios e a metabolização de certos nutrientes. Lembramos que, no mundo moderno, as fontes de vitamina C são as frutas cítricas, pimentões, kiwi, morangos, acerola, brócolis etc. Infelizmente, muitas dessas frutas e vegetais precisam estar ligados ao solo para que possam realmente extrair os nutrientes suficientes e produzir uma boa quantidade de vitamina C/grama, e, com a necessidade cada vez maior da demanda mundial por alimentos, alguns desses alimentos, sobretudo as frutas cítricas, hoje encerram seu processo de maturação em estufas, o que as faz perderem a possibilidade de extrair do solo tudo o que precisam para terem a mesma quantidade de vitamina de décadas passadas.

Na sociedade atual, ingerem-se quantidades cada vez menores de frutas, verduras e legumes, devido ao alto consumo de *junk food*. O resultado é que estamos sendo contaminados, deixando de ingerir alimentos que deveriam estar nos protegendo. Dessa forma, cada vez mais a sociedade moderna precisará da suplementação individualizada e personalizada.

COENZIMA Q10

A coenzima Q10, também conhecida como ubiquinona, foi descoberta em 1957 pelo bioquímico britânico Frederick L. Crane e equipe. Eles isolaram a coenzima Q10 de células de fígado de bovinos e identificaram sua estrutura química. Essa descoberta foi significativa, pois a coenzima Q10 desempenha um papel crucial na produção de energia nas mitocôndrias das células e possui propriedades antioxidantes importantes para a proteção celular contra danos oxidativos. Desde então, a coenzima Q10 tem sido objeto de muitos estudos e pesquisas, especialmente em relação aos seus efeitos potenciais na saúde e como suplemento dietético.

1. Produção de energia: a coenzima Q10 é fundamental para o processo de respiração celular nas mitocôndrias, onde ocorre a produção de adenosina trifosfato (ATP), principal fonte de energia para as células. Ela desempenha um papel crucial na cadeia de transporte de elétrons, que é responsável por gerar a maior parte da energia que nosso corpo utiliza.

2. Propriedades antioxidantes: a coenzima Q10 é um antioxidante poderoso, que contribui para neutralizar os radicais livres, as moléculas instáveis que podem causar danos celulares e contribuir para o envelhecimento e o desenvolvimento de várias doenças.

3. Saúde cardiovascular: a coenzima Q10 pode desempenhar um papel na manutenção da saúde cardiovascular, pois ajuda a melhorar a função endotelial, reduz a oxidação do colesterol LDL (colesterol "ruim") e pode ajudar a diminuir a pressão arterial em algumas pessoas.

4. Suporte ao sistema imunológico: a coenzima Q10 ajuda a fortalecer o sistema imunológico, pois contribui para a produção de células imunes essenciais.

5. Saúde da pele: por suas propriedades antioxidantes, a coenzima Q10 auxilia na proteção da pele dos danos causados pelos radicais livres; e auxiliar na redução de sinais de envelhecimento, como rugas e linhas finas.

6. Saúde cerebral: algumas pesquisas sugerem que a coenzima Q10 pode desempenhar um papel na proteção do cérebro contra danos oxidativos e ajudar a melhorar a função cognitiva.

7. Saúde muscular: a coenzima Q10 é importante para a saúde muscular e pode ser benéfica a atletas ou pessoas que buscam melhorar sua *performance* física.

8. Melhora da função mitocondrial: a coenzima Q10 pode ajudar a melhorar a função mitocondrial em células que possam estar prejudicadas, algo relevante em algumas doenças metabólicas e neuromusculares.

VITAMINA D: O HORMÔNIO DA VIDA

A vitamina D é tanto uma vitamina quanto um hormônio. Inicialmente, a vitamina D é obtida através da exposição da pele à luz solar, ou consumida por meio de certos alimentos. No entanto, para que exerça suas funções biológicas, ela precisa passar por uma série de processos de conversão no organismo.

Quando a luz solar atinge a pele, o precursor da vitamina D, o chamado 7-deidrocolesterol, é convertido em vitamina D3 (colecalciferol). Esse colecalciferol passa por mais duas conversões no fígado e nos rins para se tornar a forma ativa da vitamina D, chamada calcitriol. É nessa forma ativa que a vitamina D exerce suas funções.

1. Regulação do crescimento celular: a vitamina D tem a capacidade de influenciar a regulação do crescimento celular e a diferenciação celular, dois processos que acontecem no corpo humano durante o desenvolvimento das nossas células e na renovação diária. Ela desempenha um papel na regulação da proliferação celular e na prevenção do crescimento celular descontrolado, o que pode ter implicações na prevenção de certos tipos de câncer. Especula-se em alguns trabalhos que a vitamina teria um fator protetor para o câncer de mama, colorretal e da próstata, porém precisamos de mais estudos que possam nos embasar nessa jornada.

2. Saúde imunológica: a vitamina D desempenha um papel fundamental na regulação do sistema imunológico. Ela auxilia na modulação da resposta imunológica, ajudando a regular a função das células imunológicas, como os linfócitos, e a produção de citocinas inflamatórias. A deficiência de vitamina D pode estar relacionada a um maior risco de infecções e doenças autoimunes.

3. Regulação do metabolismo do cálcio e do fósforo: a vitamina D é essencial para o equilíbrio adequado do cálcio e do fósforo no organismo. Ela aumenta a absorção intestinal de cálcio e fósforo, promove a reabsorção desses minerais nos rins e estimula a liberação de cálcio dos ossos quando necessário. Isso é fundamental para o crescimento saudável dos ossos e a prevenção de condições como o raquitismo – doença óssea que pode gerar diversas malformações ósseas – em crianças e a osteoporose em adultos.

4. Função muscular: a vitamina D é importante para a função muscular adequada. Ela auxilia na contração muscular, na força muscular e na coordenação motora. A deficiência de vitamina D pode estar associada a fraqueza muscular, dores musculares e dificuldade de movimentação.

5. Saúde cardiovascular: a vitamina D desempenha um papel na saúde cardiovascular, ajudando a regular a pressão arterial, reduzindo a inflamação e melhorando a função endotelial (revestimento interno dos vasos sanguíneos). A deficiência de vitamina D tem sido associada a um maior risco de doenças cardíacas, como hipertensão arterial, doença arterial coronariana e insuficiência cardíaca.

VINAGRE DE MAÇÃ ORGÂNICO:

Tome muito cuidado se vai utilizar o vinagre de maçã, não é recomendado para quem tem sensibilidade estomacal, mas algumas pesquisas demonstraram que o vinagre de maçã tem a capacidade de reduzir nosso pico de insulina, isso não será um milagre no emagrecimento, mas para você que gosta do vinagre, se ingerido todos os dias pela manhã, com um shot de cúrcuma em jejum, ou se forem ingeridos 5 mL após cada refeição, já existem estudos que demonstram que podemos controlar o peso. E se a refeição for equilibrada, conseguimos até gerar um emagrecimento de alguns quilos.

A bioquímica francesa Jessie Inchauspé, autora do livro *Glucose Revolution*, destaca vários benefícios do vinagre de maçã, com base em suas pesquisas e estudos sobre a regulação de glicose no sangue.

1. Reduz picos de açúcar no sangue: O vinagre de maçã pode ajudar a evitar aqueles picos de glicose após as refeições, o que é ótimo para manter os níveis de açúcar mais estáveis.

2. Melhora a sensibilidade à insulina: Ele pode ajudar o corpo a usar a insulina de forma mais eficiente, o que é importante para controlar os níveis de açúcar no sangue.

3. Ajuda a controlar a fome: O vinagre de maçã pode te deixar mais saciado, e ajudá-lo a comer menos durante o dia.

4. Pode baixar o colesterol ruim (LDL): Consumir vinagre de maçã regularmente pode contribuir para reduzir o colesterol, melhorando a saúde do coração.

5. Facilita a digestão: O vinagre de maçã melhora a digestão, especialmente quando o assunto é a quebra de proteínas, o que ajuda na absorção de nutrientes.

Preste muita atenção nas substâncias deste capítulo, elas já melhoraram a vida e compensaram males em muitos dos meus pacientes de consultório em todos esses anos de atendimento, e agora estão ao seu alcance neste capítulo.

Quantas dietas você já fez na vida? Lembra que sempre lhe deram o conselho de aumentar a ingestão de fibras? Você já se perguntou o porquê de tudo isso?

Desta forma, com esses supernutrientes, você e a sua família podem ter uma vida mais saudável, lembre-se que o uso em excesso até de suplementos pode gerar distúrbios graves, ao mesmo tempo que esses alimentos/vitaminas podem melhorar e compensar o efeito do estresse na sua vida, contribuindo para sua saúde como um todo. O exagero pode fazer exatamente o contrário, mas não deixe de incluir esses ativos na vida da sua família se deseja ter um envelhecimento com qualidade de vida.

Lembre-se "não estamos falando sobre não morrer, mas sim como podemos envelhecer com uma saúde melhor". Dr. Patrick Ferreira

REFERÊNCIAS

1. Barghchi H, Dehnavi Z, Nattagh-Eshtivani E, Alwaily ER, Almulla AF, Kareem AK, et al. The effects of Chlorella vulgaris on cardiovascular risk factors: A comprehensive review on putative molecular mechanisms. Biomed Pharmacother. 2023:162:114624.
2. Clauss M, Gérard P, Mosca A, Leclerc M. Interplay Between Exercise and Gut Microbiome in the Context of Human Health and Performance. Front Nutr. 2021.
3. Claustrat B, Leston J. Melatonin: Physiological effects in humans. Neurochirurgie. 2015;61(2-3):77-84.
4. Krienitz L, Huss VAR, Bock C. Chlorella: 125 years of the green survivalist. Trends Plant Sci. 2015;20(2):67-9.
5. Safi C, Zebib B, Merah O, Pontalier P-Y, Vaca-Garcia C. Morphology, composition, production, processing and applications of Chlorella vulgaris: A review. Renew Sust Energ Rev. 2014;35:265-78.

CAPÍTULO 10

Treinamento mental para uma vida mais equilibrada – é possível controlar nosso cérebro?

CONTROLE SEU HIPOTÁLAMO. VOCÊ JÁ OUVIU FALAR EM NEUROINFLAMAÇÃO?

Antes de falar um pouco sobre as técnicas, vamos entender como nosso hipotálamo funciona nos aspectos neurofisiológicos da ansiedade e do medo.

Figura 1

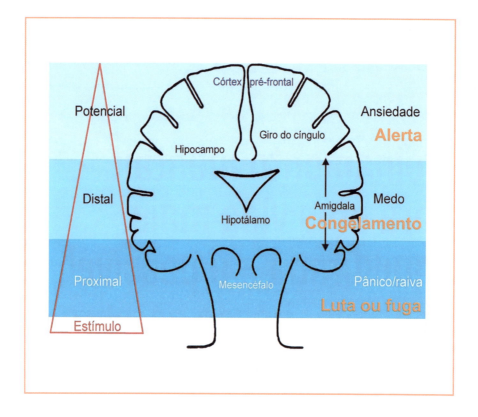

ANSIEDADE E MEDO: VAMOS DIFERENCIAR ESSES DOIS ESTÍMULOS?

Imagine que você esteja andando por um lugar perigoso da sua cidade. Nesse momento, seu cérebro não sabe ainda o que vai acontecer. Ele já viu e viveu situações parecidas, e seu sistema de alerta está elevado, porque, seja na vida real, seja em filmes, livros e seriados, ele acredita que essa situação seja perigosa e fica em constante estado de alerta. Nesse mesmo local, realmente aparece agora um ladrão; não é o seu sistema emocional em alerta, o fato acontece de verdade. Então ocorre uma descarga, devido a essa fonte de perigo, e o medo surge como estado emocional por uma fonte real de perigo. Já a ansiedade é um eterno estado de alerta, sem garantias de que algo de fato irá acontecer.

VAMOS FAZER UMA REFLEXÃO?

Imagine por quanto tempo você vive efetivamente receoso de que algo vai acontecer e, na verdade, isso é somente fruto da sua imaginação. Não estamos falando aqui em potencialidade para assalto, o que, para quem reside em um país subdesenvolvido, sempre representará uma preocupação real. Estamos falando sobre o estado de "alerta ansioso" que fazemos o nosso cérebro potencialmente viver.

Isso não será nada saudável para seu organismo, vivendo sob efeitos de neurotransmissores estressantes de forma muito constante. Essa "tortura cerebral" é potencializada por um mundo digital e globalizado. Viver na era da informação tem seu preço.

VOCÊ JÁ OUVIU FALAR EM NEUROINFLAMAÇÃO?

O termo *inflammaging*, do inglês, vem da junção de duas palavras: inflamação (*inflammation*) e envelhecimento (*aging*). Todos os dias estamos nos inflamando e desinflamando, afinal, o processo inflamatório faz parte da vida, faz parte de como nosso corpo realiza os processos biológicos. Porém, quando essa inflamação é descontrolada, ela passa a ser deletéria ao nosso organismo. A inflamação crônica e mal controlada acelera o seu processo de envelhecimento e faz com que você, agora, apresente disfunções em diversos mecanismos fisiológicos do corpo, como disfunção mitocondrial, ativação do desgaste do DNA, disbiose intestinal, erros no sistema de defesa para o controle de células defeituosas etc.

Figura 2. Os sete pilares do envelhecimento: inflamação, regeneração de células-
-tronco, dano macromolecular, estresse, proteostase, metabolismo e epigenética.
As relações entre os pilares são mostradas pela rede interligada. Os pilares são
partilhados pelo envelhecimento e pelas doenças relacionadas com a idade.

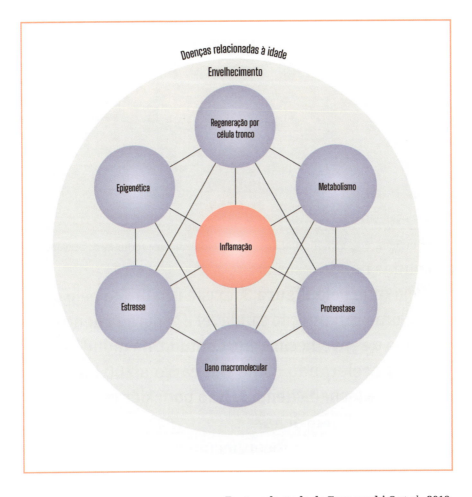

Fonte: adaptada de Franceschi C *et al.*, 2018.

O QUE SERIA UM NÍVEL DE INFLAMAÇÃO SAUDÁVEL PARA NOSSO ENVELHECIMENTO?

Figura 3. A arquitetura da gravata borboleta da maquinaria inflamatória.

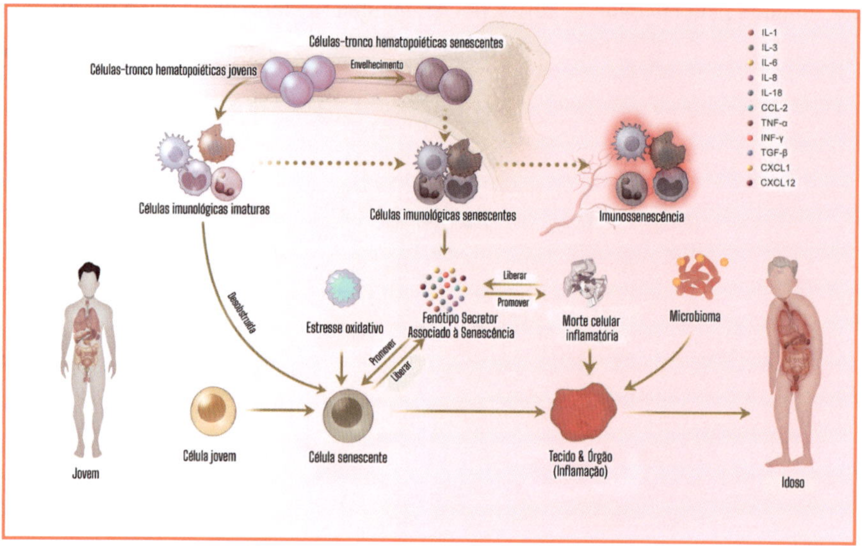

Fonte: Inflamação e envelhecimento: vias de sinalização e terapias de tervenção.

Veja que, pela **Figura 3**, existe um limite pelo qual temos uma inflamação saudável e esperada dentro do processo de envelhecimento. Contudo, no mundo atual, estamos acelerando como um carro a 200 km/h em uma curva fechada demais. Não pode dar muito certo esse caminho, não acha?

O processo de autoconhecimento e compensação tenta minimizar esse estado ultrainflamatório. A maneira de conduzirmos a vida já foi comentada nos capítulos anteriores, mas será que há algo que possamos fazer no campo mental?

Ho'oponopono é uma antiga prática havaiana de reconciliação e resolução de conflitos. Uma palavra que vem do *ho'o*, que significa "causar", enquanto *ponopono* significa "perfeição". Nessa técnica, o Dr. Hew Len difundiu que os problemas, os conflitos e as doenças são causados por memórias do passado, mágoas e bloqueios emocionais.

A prática envolve quatro frases-chave, repetidas em meditação ou reflexão:

- "Sinto muito": expressar arrependimento e assumir a responsabilidade pelas memórias que causam o problema.
- "Me perdoe": pedir perdão a si mesmo por carregar essas memórias.
- "Eu te amo": enviar amor e compaixão a si mesmo e aos outros envolvidos.
- "Sou grato": expressar gratidão pelas lições aprendidas e pela cura recebida.

Ao entender que todos os dias levamos memórias ruins para a cama e ao levar a sério a prática, você passa para o nível de limpeza das memórias que tanto o incomodaram naquele dia ou no seu passado, podendo ela ser repetida quantas vezes for necessário. Quando estudamos a vida de Hew Len, percebemos que todos estamos interconectados por uma trama energética de vibração, e quando conseguimos nos desamarrar dessa energia negativa que nos cerca e muitas vezes consegue tirar a nossa paz, por dias, meses e anos, percebemos quão mais leve a vida pode ser.

O vulgo "deixar ir" é uma forma bastante interessante para quem não consegue ficar longos minutos em meditação. Na forma de mantras, você pode praticar a qualquer momento e lugar, e quando realiza a técnica muitas vezes limpa memórias capazes de tirar a sua paz por dias. Trazendo essa memória para algo menor, você consegue lidar melhor com um problema que no momento parece enorme, mas que muitas vezes só foi potencializado por nossos neurotransmissores.

Uma segunda forma, muito difundida, é o *mindfulness* (atenção plena), prática mental que envolve estar consciente e presente no momento atual de forma intencional, sem julgamentos. É uma forma de prestar atenção ao que está acontecendo no momento, atento a pensamentos, emoções, sensações físicas e o ambiente ao redor, sem se apegar a eles ou reagir de forma automática.

A prática de *mindfulness* tem suas raízes em ensinamentos budistas, mas nos últimos tempos tem sido estudada e incorporada em diversas abordagens terapêuticas e programas de redução do estresse. A prática de *mindfulness* pode incluir meditação formal, na qual se dedica um tempo específico para se sentar em silêncio e focar a atenção na respiração ou em sensações corporais. Além disso, o *mindfulness* pode ser aplicado a atividades diárias como comer, caminhar ou escovar os dentes, concentrando-se plenamente nas ações do momento. Essa técnica, ao contrário da anterior, pode se encaixar melhor às pessoas que gostam verdadeiramente de meditar, uma vez que ela demanda mais tempo e requer uma curva de aprendizado maior, por requerer consistência e paciência.

Do livro *Atenção plena: mindfulness*, podemos extrair a meditação de um minuto:

- Sente-se ereto em uma cadeira com encosto reto. Se possível, afaste um pouco as costas do encosto da cadeira, para que sua coluna vertebral se sustente sozinha. Seus pés podem repousar no chão. Feche os olhos ou abaixe o olhar.

- Concentre a atenção em sua respiração enquanto o ar flui para dentro e para fora do seu corpo. Perceba as diferentes sensações geradas por uma inspiração e expiração. Observe a respiração sem esperar que algo de especial aconteça. Não há necessidade de alterar o ritmo natural.
- Após alguns instantes, talvez sua mente comece a divagar. Ao se dar conta disso, traga sua atenção de volta à respiração, suavemente. O ato de perceber que sua mente se dispersou e trazê-la de volta sem criticar a si mesmo é central para a prática da meditação da atenção plena.
- Sua mente poderá ficar tranquila como um lago – ou não. Ainda que você obtenha uma sensação de absoluta paz, poderá ser apenas fugaz. Caso se sinta irritado ou entediado, perceba que essa sensação também deve ser fugaz. Seja lá o que aconteça, permita ser como é.
- Após um minuto, abra os olhos devagar e observe o aposento novamente.

Uma meditação típica consiste em concentrar toda a atenção na respiração, fazendo com que você observe os pensamentos que aparecem na sua mente e pare de lutar contra eles. O princípio é lidar melhor com esses pensamentos e perceber que você não é seus pensamentos, podendo observá-los enquanto aparecem de repente e quando parecem partir, como uma bolha de sabão que simplesmente estoura.

A terceira técnica é a meditação *body scan*, que tem suas raízes em práticas ancestrais de meditação e atenção plena. Embora não haja uma data específica de criação ou uma história definitiva sobre sua origem, a técnica se desenvolveu ao longo do tempo e foi influenciada por várias tradições contemplativas. A ideia de explorar a consciência do corpo como parte da prática meditativa pode ser encontrada em muitas culturas e tradições espirituais antigas.

Veja o passo a passo para praticar a *body scan*:

Preparação: encontre um local tranquilo e confortável para se sentar ou deitar. Feche os olhos e comece a focar a respiração por alguns momentos para acalmar a mente.

Início da varredura: comece a direcionar sua atenção para a parte superior do corpo, começando pelo topo da cabeça. Observe qualquer sensação, tensão ou desconforto que possa estar presente.

Atenção plena: à medida que se concentra em cada parte do corpo, não tente mudar ou alterar as sensações que surgem. A ideia é simplesmente estar consciente do que está acontecendo no momento presente.

Relaxamento e respiração: ao notar tensões ou desconforto em determinada parte do corpo, respire suave e conscientemente naquela área. Imagine que a sua respiração está acalmando e liberando qualquer tensão ou desconforto.

Progressão: continue varrendo a atenção por todo o corpo, passando pelo rosto, pescoço, ombros, braços, peito, abdômen, costas, quadris, pernas e pés. Dedique tempo suficiente para cada parte do corpo, notando as sensações à medida que progride.

Finalização: ao finalizar a varredura completa do corpo, leve alguns momentos para sentir a totalidade do seu corpo relaxado e em paz.

> O interessante dessa meditação é que ela pode ser realizada em diversos locais, sendo uma ótima maneira de se conectar com o corpo, reduzir o estresse, aumentar a consciência corporal e promover um estado de relaxamento profundo. Pode ser praticada naqueles 15 a 30 minutos que você tem de descanso após o almoço, pela manhã, ao acordar, ou na hora de dormir.

A quarta técnica é a *yoga*, praticada no mundo e há milhares de anos na Índia, enraizada nas antigas tradições e filosofias espirituais do subcontinente indiano. Os primeiros registros escritos sobre *yoga* são encontrados nos Vedas, textos sagrados hindus datados de cerca de 1500 a.C. Os Upanishads, escritos por volta de 800 a.C., também contêm referências a práticas meditativas.

Segundo estudos, a prática da *yoga* pode melhorar diversos aspectos do nosso organismo, entre eles fortalecimento muscular, flexibilidade, postura, aumento da resistência corporal, estímulo ao sistema linfático e maior drenagem, melhorando assim o retorno da linfa (subproduto que retorna ao coração por vasos linfáticos específicos em todo o corpo), promove a consciência corporal e principalmente faz o alívio do estresse. Por focar também no ato de respiração profunda e meditação, ativa o sistema nervoso parassimpático, responsável por promover uma sensação de calma e tranquilidade.

A prática de *yoga* pode ser feita através de instrutores específicos. Após uma longa curva de aprendizado, muitos praticam sozinhos, em domicílio, parques e outras áreas livres.

A quinta técnica é a meditação Loving-Kindness (Metta), que corresponde à prática do sentimento de amor. Suas origens remontam às antigas escrituras budistas, especificamente nos ensinamentos do Buda Gautama. A palavra "Metta" vem do idioma Pali, que é a língua sagrada do budismo, e é comumente traduzida como "amor benevolente", "bondade amorosa" ou "amor compassivo".

Vista como uma forma poderosa de contrabalançar e superar sentimentos de raiva, hostilidade, inveja e aversão, é bastante difundida na cultura budista. Ganhou popularidade no contexto da psicologia positiva e em programas de redução do estresse. Uma das bases do *mindfulness* também utiliza essa meditação como forma de prática, acessível e que pode promover a paz interior, a empatia e a conexão com os outros, contribuindo para um mundo mais compassivo e harmonioso. Como praticar:

Encontre um lugar tranquilo: escolha um local calmo e silencioso, onde você possa meditar sem distrações.

Assuma uma posição confortável: sente-se em uma posição confortável, com a coluna ereta. Você pode optar por sentar-se em uma almofada de meditação, em uma cadeira ou até mesmo deitar-se, desde que não adormeça facilmente.

Respire profundamente: comece respirando profundamente algumas vezes, para relaxar o corpo e acalmar a mente.

Inicie com amor por si mesmo: comece direcionando os sentimentos de amor e bondade a si mesmo. Repita mentalmente ou em voz baixa frases como "Que eu esteja bem", "Que eu seja feliz", "Que eu esteja em paz".

Amor por um ente querido: em seguida, direcione esses sentimentos para alguém que você ama incondicionalmente. Pode ser um membro da família, amigo próximo ou até mesmo um animal de estimação. Diga frases como "Que [o nome da pessoa] esteja bem", "Que [o nome da pessoa] seja feliz", "Que [o nome da pessoa] esteja em paz".

Amor por uma pessoa neutra: agora, pense em alguém que você conheça, mas com quem não tenha uma conexão forte, como um colega de trabalho ou um vizinho. Repita as mesmas frases de amor e bondade para essa pessoa.

Amor por uma pessoa difícil: em seguida, pense em alguém com quem você pode ter tido conflitos ou dificuldades no passado. Esforce-se para enviar amor e compaixão para essa pessoa também, desejando-lhe bem.

Amor por todos os seres: finalmente, expanda seus sentimentos de amor e bondade para todos os seres. Diga frases como "Que todos os seres estejam bem", "Que todos os seres sejam felizes", "Que todos os seres estejam em paz".

Mantenha a atenção nas frases e nos sentimentos: ao repetir essas frases, permita que os sentimentos de amor e compaixão surjam naturalmente em seu coração. Mantenha a atenção nas palavras e nos sentimentos enquanto continua a prática.

Dedique a prática: no final da meditação, dedique os méritos da sua prática para o bem-estar de todos os seres. Sinta-se grato pela oportunidade de cultivar o amor e a bondade em sua vida e no mundo.

Nesta técnica você também cultivará o sentimento de gratidão verdadeiro.

Nossa sexta e não menos importante técnica de meditação é a oração, às vezes esquecida em tempos modernos. A oração também é uma forma de meditação. Embora seja frequentemente associada a práticas religiosas, pode ser uma forma de meditação espiritual para muitas pessoas. Ambas as práticas têm elementos comuns e podem levar a estados semelhantes de consciência e bem-estar.

Pela ciência, quando uma pessoa está em oração, ela tem um foco na mente que ajuda a acalmar os pensamentos e a desenvolver atenção plena ao momento presente. A intenção pode ser se conectar com o Divino, buscar orientação, expressar gratidão ou pedir ajuda para si mesmo ou para os outros, cultivando a calma, a compaixão, a clareza mental ou alcançar a iluminação, um estado de presença. Nesse momento, a pessoa em oração deixa de lado as preocupações do passado ou do futuro. Ambas as práticas encorajam a plena atenção e a imersão no momento atual, reduzindo o foco da ansiedade, em que temos um excesso de futuro, e da depressão, na qual muitas vezes trazemos um excesso de passado.

A pessoa em oração pratica uma experiência interior de paz, serenidade, conexão com o espiritual e até expansão da consciência. Esse estado de relaxamento físico e mental pode trazer melhoras para o sistema imunológico, potencializar a resposta do organismo contra agressores e gerar um estado de bem-estar físico e mental, com redução do estresse e do impacto que as taxas elevadas do hormônio cortisol podem exercer em nossa vida.

Independentemente da religião, a oração é uma excelente forma de proporcionar boas energias e benefícios ao nosso corpo.

Não é o foco deste livro ou capítulo esgotar o assunto, e sim trazer técnicas que possam fazer parte da sua vida, uma vez que lidar melhor com memórias capazes de nos causar problemas faz com que o impacto na nossa saúde seja menor. Assim poderemos levar uma vida com maior qualidade, controlando os agentes estressantes do dia a dia.

O que queremos, de forma mais ampla, não é deixar de sentir emoções, e sim deixar de sermos escravos delas, aumentando a nossa sensibilidade ao fluxo sutil das emoções, a fim de sermos capazes de controlá-las, antes que possam se tornar uma ameaça para o nosso dia a dia. Treinar a mente nos permite alcançar a capacidade de modular a intensidade com que determinadas memórias tenham o poder de impactar o nosso cérebro e a nossa vida, transformando-nos em pessoas mais felizes e centradas.

Komm zu dir (Volte a si)
Provérbio alemão

REFERÊNCIAS

1. Franceschi C, Garagnani P, Parini P, Giuliani C, Santoro A. Inflammaging: a new immune-metabolic viewpoint for age-related diseases. Nat Rev Endocrinol. 2018;14(10):576-90.
2. Goleman D. A ciência da meditação: como transformar o cérebro, a mente e o corpo. Rio de Janeiro: Objetiva; 2017.
3. LI, Xia et al. Inflammation and aging: signaling pathways and intervention therapies. Signal Transduction and Targeted Therapy, v. 8, n. 239, 2023. Disponível em: https://doi.org/10.1038/s41392-023-01502-8. Acesso em: 24 jan. 2025.
4. Montgomery B, Morris L. Living With Anxiety: A Clinically-tested Step-by-step Plan For Drug-free Management. Boston: Da Capo Lifelong Books; 2001.
5. Vitale J. Limite zero: o sistema havaiano secreto para prosperidade, saúde, paz, e mais ainda. Rio de Janeiro: Rocco; 2009.
6. Williams M, Penman D. Atenção plena: mindfulness. Rio de Janeiro: Sextante; 2015.

**Informações sobre nossas publicações
e nossos últimos lançamentos**

🌐 editorapandorga.com.br

📷 @pandorgaeditora

📷 @vitaleditora

f /pandorgaeditora

✉ sac@editorapandorga.com.br

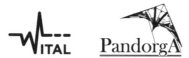